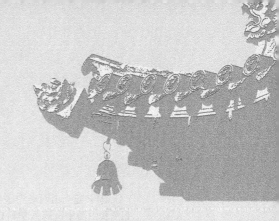

乔模学术经验集

崇经尚典　临证钩玄

主编　乔欣　主审　乔模

编委　张世霞

科学出版社

北京

内 容 简 介

本书应"山西省中医药管理局 2020 年省级名中医传承工作室建设项目"和山西中医药大学科技创新能力培育计划"乔模名中医学术经验研究"而编写。内容包括潜学悟道、声名鹊起、临证特色、学术成就、桃李争辉及附录六个部分，特别记载了乔模教授潜心研究中医、弘扬中医经典、培养中医后人、临证辨治特色和学术成就，尤其是在诊治胃肠病、外感热病方面提出的"三虚六实辨治法"和"三层次辨治法"，以及内科疑难杂症等方面的精准辨证经验和选方用药体悟。书中对乔模教授学术思想、临证治疗特色、疑难杂症的治疗经验进行了整理和记述，本着真实、明晰、实用的态度列举了 60 余例临床实践中的验案加以分析、总结，介绍其运用经方治疗疾病的辨治思路及中医临床思维脉络，希望能做到开卷有益，期冀对读者的临床诊疗工作有所裨益。

本书适合中医临床工作者阅读，也可供中医药院校学生和中医爱好者参考使用。

图书在版编目（CIP）数据

乔模学术经验集：崇经尚典　临证钩玄 / 乔欣主编. —北京：科学出版社，2024.3

ISBN　978-7-03-078123-9

Ⅰ. ①乔⋯　Ⅱ. ①乔⋯　Ⅲ. ①中医临床-经验-中国-现代　Ⅳ. ①R249.7

中国国家版本馆 CIP 数据核字（2024）第 048274 号

责任编辑：刘　亚/ 责任校对：胡小洁
责任印制：赵　博 / 封面设计：陈　敬

科 学 出 版 社 出版

北京东黄城根北街 16 号
邮政编码：100717
http://www.sciencep.com

固安县铭成印刷有限公司印刷
科学出版社发行　各地新华书店经销

*

2024 年 3 月第 一 版　开本：787×1092　1/16
2025 年 1 月第二次印刷　印张：8 1/4
字数：201 000
定价：**58.00 元**
（如有印装质量问题，我社负责调换）

前　言

乔模教授，出身中医世家，幼承庭训，耳濡目染，潜移默化，深受中医文化的熏陶，深切感受到老一辈中医救治疾苦于危难，以及患者大病获愈后的喜悦，在幼小的心灵中深深种植下学习中医的种子。

正是在这一朴素理想的激励下，乔模教授高中毕业后毅然考入我国中医最高学府——北京中医学院（现北京中医药大学）。入学之后，看到的是众多的名医，浓厚的学习气氛，精湛的医术，更加坚定了乔模教授努力学好中医的决心。上学期间乔模教授有幸跟随国医大师董建华、焦树德、颜正华等国家级名医学习中医理论和临床知识，为日后主攻胃肠疾病的治疗打下了基础。恢复研究生考试后，乔模教授有幸成为著名中医学家刘渡舟教授的研究生。刘老慈祥谦和、循循善诱、学识渊博、医术精湛，使乔模教授在学术和临床方面均得到极大的提高。在此期间，乔模教授还尽可能抽出更多时间跟随温病大师赵绍琴教授学习治疗温病的知识和技能。赵老精深的理论知识和治疗热病的精妙医术使乔模教授深感震撼，获益良多。

乔模教授从 1970 年开始从医至今已届 53 载，诊治患者 30 余万人次，参与教学培养学生 3 万余人，主持科研项目 4 项。乔模教授潜心学习，精勤不倦，谙熟经典，旁搜博览，苦心钻研，精心治疗，不断提高，在各级中医杂志上发表论文 41 篇，出版著作 33 部。

在学术方面，乔模教授崇尚仲景脏腑经络学说、李杲脾胃学说、吴鞠通温病学说，受此影响在临床疾病的诊疗中，尤为擅长治疗胃肠疾病、呼吸道疾病和疑难杂症。经过长期的临床观察和精心研究，总结出运用"三虚六实辨治法"治疗胃肠病的特色疗法，对于治疗各种胃肠病、癌前病变及胃癌术后调理均取得了显著疗效。在治疗呼吸道疾病方面，创新性地提出运用"三层次辨治法"治疗外感热病，并和课题组的同事们共同完成了"清热抗感冲剂"的研究工作，取得了满意的疗效。经过长期的学习和研究，乔模教授及其研究生首次系统地提出了"张仲景从化学说"，对疾病的发病、转化、预后进行了详尽的阐述，从而为临床治疗提供了理论依据和治疗思路。

　　祖国医学是一个伟大的宝库，数千年来对于保障中华民族的繁衍和民众的健康做出了伟大的贡献，继承名老中医学术经验是传承和弘扬中医的重要途径。整理、传承、弘扬乔模教授的学术思想和临床经验，是我们名老中医工作室成员和研究团队的责任和义务。在整理过程中得到了乔模教授及其研究生以及刘芳芳老师、张赞同学的帮助，在此一并表示感谢。对于系统整理、总结乔模教授的学术思想和临床经验工作尚属首次，难免有不尽如人意之处，亦请同道批评指正。

编　者

2023 年 6 月 30 日

目　录

第一章 潜学悟道

一、家学源流 薪火传承

乔模教授1946年生于太原，因出身中医世家，从小受父亲的熏陶，对患者患病时的痛苦情景深感触动，也经常看到父亲为患者解除病痛后的喜悦。耳濡目染，润物无声，不知不觉在幼小的心灵中渐渐萌发了一个心愿——立志学医，造福乡梓。因此，在中学毕业后，于1965年毅然报考了北京中医学院，走上了学医之路。

二、潜心学医 精勤不倦

出身贫寒的乔模教授考取北京中医学院后，深感进入大学学习的机会来之不易，因此其在本科期间潜心学习，精勤不倦，给自己制订了严格的学习计划，每周只休息半天时间用来料理生活杂务，其余时间都用于学习中医知识。如在学习中医内科学时，原本需要一年时间才能学完的课程，乔模教授为了学习更多中医知识，开课仅2个月，便加班加点自学完了全部内科学。毕业后分配到宁夏一个市医院工作，边工作边学习，在宁夏工作的9年时间里，从头至尾复习了两遍大学开设的所有中西医课程。西北的工作是非常艰苦的，每天要为大量患者看病，但乔模教授不顾疲劳仍然坚持学习业务知识，在9年时间里查阅了医院所能找到的各种中医杂志，并做了40余万字学习笔记，且自学了一门外语——日语。于1979年顺利考取了著名国医大师刘渡舟教授的硕士研究生，再次进入全国最具实力的中医药高等学府，使自己的中医知识得到进一步提高。

三、投师名医 探求精髓

1.师承中医大师，深得仲景学说精髓

刘渡舟教授对研究生学习要求极为严格，亲自为研究生制定了三个阶段的学习要求：第一阶段：既要听课，又要完成导师安排的8项学习任务，如学会使用《说文解字》《康

熙字典》《辞源》《中华大字典》等四大字典，查阅有关《金匮要略》《伤寒论》中的难字、难词、难句，并阅读《金匮要略浅注》《金匮要略心典》《金匮要略论著》《金匮要略五十家注》等至少 5 部以上注释《金匮要略》的书籍。第二阶段：与导师一起完成《金匮要略诠解》一书的编写，并结合自己的研究方向，完成与论文相关的论文查阅和综述。第三阶段：完成开题报告和论文写作。同时在整个研究生学习阶段都要求跟随导师参加门诊医疗工作。整个研究生学习阶段，刘老的安排认真、细致、严谨、深入，由浅入深，既学习理论知识又学习临床治疗技能，使乔模研究生的学习生活非常充实，获益匪浅，受益终生。

2. 伺诊国医大师董建华教授，奠定治疗脾胃病基础

乔教授在大学期间，适逢学校进行教学改革，董建华、焦树德等著名教授和班里的同学们同吃同住同教学，一同进行"教学改革"。乔教授有幸跟随董老出诊，聆听董老讲课。由于与董老同住一室，可以随时向董老请教学习中的问题，结下了深厚的师生情谊，而董老亦以治疗脾胃病和温病见长，因此乔教授不仅受益匪浅，而且也奠定了从事脾胃病和外感热病的基础。乔教授毕业后多年来始终与董老保持密切的联系，经常向董老请教、学习，在 20 世纪 80 年代组织全国 23 所中医院校编写《中医多选题库》（13 册）时还特地邀请董老出任总编，平时到北京出差也常常抽出时间去董老处请教，获益良多。

3. 随诊温病大家赵绍琴教授，学习热病辨治

在研究生学习期间除跟随刘渡舟教授学习外，还主动跟随赵绍琴老师出诊，目睹赵老诊治外感热病的显著疗效，熟悉了卫气营血辨证、三焦辨证的运用，私淑温病大医赵绍琴教授，采撷热病治疗精义。

乔教授由于师从刘渡舟、董建华、赵绍琴等多位中医大师，打下了坚实的中医基础，因而能够较快地登堂入室，提高临床技能和理论基础。

四、终身学习 苦研医技

乔教授在学习和工作中坚持终身学习，不断提高医疗水平，养成了很好的学习习惯，争取做到"日有所得"。几乎每晚都要带着讲课及临床治疗中遇到的问题查阅资料、撰写著作和论文。研究生毕业后不但年年都有论文发表，而且几乎每年都有著作出版。乔教授坚持把自己主要治疗的有关疾病每年做一次"综述"，把握常见疾病的研究进展和学科前沿，汇聚百家之长，提高诊疗水平。在此基础上总结了多位名老中医的临床经验，撰写并出版了《名医治疗经验丛书》及《中医方剂妙用》（含内、妇、儿、外科分册）等多部著作。退休 10 余年来，仍然一直坚持门诊，并先后被中国中医科学院广安门医院、北京弘医堂中医院（原北京中医药大学国医堂中医院）聘为特需专家，继续为患者服务，经常带着

问题查阅资料，完成了反流性食管炎、慢性浅表性胃炎、慢性萎缩性胃炎、溃疡性结肠炎、糖尿病、高脂血症、高血压、脂肪肝、便秘、胃酸症、失眠、闭经、更年期综合征、眩晕、头痛、复发性口腔溃疡等疾病的辨治综述。

综上所述，乔教授从学中医到懂中医、用中医，真正体现了他的志向"医苑勤耕耘 技业必求真"。

乔教授曾应邀在《山西中医》杂志的《成功之路》栏目谈过从医的体会。现简录如下，以飨读者。

乔教授的从医生涯，大致可以分为求知、执医、探索三个阶段。

1. 漫漫求知路，不偷半分闲

（1）五载寒窗苦，学苑翰墨香

乔教授出身于中医世家，从小受父母的熏陶，既对患者患病时的痛苦情景深有感受，同时也能感受到患者解除病痛后的喜悦。耳濡目染，润物无声，不知不觉在他幼小的心灵中渐渐种下了一个心愿——立志学医，造福乡梓。因此，在中学毕业后，学校推荐其报考北京工学院，但他还是毅然决然地报考了北京中医学院，走上了学习中医之路。

北京中医学院作为我国高等中医学府，名医良师辈出，学术氛围浓厚。入学之后，乔教授经常亲耳聆听秦伯未、任应秋、李重人、董建华、刘渡舟、王绵之、赵绍琴等教授的教诲，很快沉浸在紧张而刻苦，但又充满憧憬和希望的大学生活中。学习生活常常是从清晨五点多开始的，在朦胧的晨曦里，从校园里的药圃内、花房中、操场上、树丛旁常常会传来同学们读《内经》、背中药、诵方歌的琅琅书声。家境贫寒的他，初到北京，尽管外面的世界很精彩，但是还是能够严格地为自己立下了一条几近苛刻的规定：每周只能有半天时间外出购物、游览，其他时间全部用来学习。只要有机会，便利用下午课余时间和星期天休息时间去附属医院——东直门医院见习、实习，学习临床技能。白驹过隙，时间如梭，就在这紧张的学习中，他系统地学习了中医理论，学会了基本的诊疗技能，也掌握了一定的西医知识，为今后的医疗工作打下了良好的基础。

（2）千里投名师，二度入京畿

唐代大医孙思邈曾云："世有愚者，读方三年，便谓天下无病可治；及治病三年，乃知天下无方可用。"乔教授在大学毕业后从事临床工作的9年中，深感大学教育仅仅是医学基础教育，而要做一名好的医生，必须经过一个漫长的理论结合实际和刻苦钻研、潜心研究的过程，这样才能提高医疗技能。进入医院工作的初期，常感顽疾当道，苦无良策。每当此时，总是希冀能够得到名师指点。而通过攻读研究生，直接获得名师的指点无疑是一条捷径。于是，他于1979年报考了我国著名中医学家刘渡舟教授的硕士研究生，再次回到阔别9年的母校——北京中医学院。在紧张的研究生学习生活中，在严格而又博学的刘老的指导下，乔教授主要对《金匮要略》《伤寒论》等理论进行了系统学习、考证勘校、研究综述、临床验证，并对相关学科也进行了较为深入的研究。同时，带着医疗工作中遇到的实际问题，跟随刘老、赵绍琴等一代名医参加诊疗工作，随时请教，从而使自己在理论水平及医疗技能方面产生了一个"质"的飞跃。

（3）三十载集腋，百万字成裘

医疗技术的提高，必须建立在坚实的理论基础之上。有位哲人曾经说过："没有理论指导的实践是盲目的实践""只有认识了的东西才能更好地感知它"。由于在"文化大革命"中耽误了一些课程，因此为了把知识学得更加扎实，在刚刚参加工作的两年中，乔教授基本上很少参加娱乐活动，利用每天晚上的空闲时间将大学中所学的全部中西医课程复习了两遍。在上班时坚持做好病案记录，下班后把所有疑难病例全部过一遍"电影"，对每日医疗中遇到的问题，或在医学著作中寻找答案，或向高年资大夫请教，以便尽快提高疗效。"博极医源，精勤不倦"是乔老身体力行的座右铭。学海无涯，技无止境，迄今为止人类对疾病的认识远远不能满足诊治疾病的需要。因此，在从事医疗实践工作的同时，必须注重不断地学习新理论、新技术、新方法。乔教授自从事医疗工作开始便利用一切闲暇时间阅读医院图书馆能够找到的所有中医杂志，并且分门别类地有重点地进行资料摘录达 40 余万字。从此以后，乔教授养成了每年年终都要对所有中医杂志进行浏览、摘录、汇总的习惯，多年来共计摘录医学文献近百万字，极大地开阔了视野，丰富了医学知识和技能。

2. 崇尚仲景术，兼蓄百家长

在 50 余年的中医临床工作中，乔教授在学术思想方面始终坚持以下三个信念。

（1）传承仲景医术，弘扬中医特色

众所周知，汉代医学家张仲景在其所著《伤寒杂病论》一书中创立了六经辨证和脏腑辨证学术体系，对外感疾病和杂病的病因学说、病机学说、诊断学说、治疗原则、组方原则、用药规律、护理原则、预防原则都作了较为详尽的论述。就辨证方法而言，《伤寒杂病论》中既详细论述了六经辨证和脏腑辨证，同时也将经络辨证、八纲辨证、病因辨证、营卫辨证、气血津液辨证、三焦辨证涵盖其中。就治法而言，张仲景首次确立了汗、吐、下、和、温、清、补、消八种治疗大法，并提出了诸如小青龙汤、乌头桂枝汤为代表的兼治法和以五苓散为代表的利湿法，麦门冬汤为代表的润燥法，黄土汤为代表的理血法，桂枝加龙骨牡蛎汤为代表的固涩法。在中医方剂学方面更是功不可没，张仲景在《伤寒杂病论》一书中，共创立方剂 274 首（《伤寒论》和《金匮要略》中 39 首共用方剂不重复计算），涉及内、妇、儿、外等科疾病，因而该书被誉为"医方之祖"。特别是在诊治疾病方面，张仲景以整体观念为指导，以脏腑经络学说为基本依据，提出了脏腑经络辨证及辨病与辨证相结合的辨证方法，奠定了中医临床治疗学的基础，从而成为后世诊治外感疾病和杂病的圭臬。在临床工作中，乔教授始终坚持张仲景辨证论治体系，运用脏腑经络辨证及辨病与辨证相结合的诊治方法，往往收效甚佳，屡起沉疴。其在 1998 年治疗一位王姓学生患者，该患者患肾病综合征 2 年，在某省级医院住院 4 月余，多方治疗罔效，被迫休学治病。患者浮肿明显，形体肥胖，面色㿠白，神疲乏力，舌淡质胖。血压 160/100mmHg（21.3/13.3kPa），胆固醇 7.6mmol/L，血沉 50mm/h，血浆白蛋白 20g/L，尿蛋白（++++），服用雷公藤多苷片 60mg/d，泼尼松 60mg/d 等西药。根据患者临床表现，诊断为"水气病"，经辨证属于脾气虚弱、水气内停，治用《金匮要略》防己茯苓汤加减。经治 2 个月后，患者浮肿消失，各项理化指标恢复正常而告痊愈。又如曾收治一位中年男性患者，该患者被确诊为慢性萎缩性胃炎（CAG）。病由端午节过食肉粽引发脘腹痞满，半年后经胃镜检查确诊为 CAG。症见胃脘痞满，甚则夜不能寐，不思饮食，嗳腐吞酸，舌淡苔白厚，便下黏滞，日便 2～3次，疲乏少力，身体消瘦。病属脾胃气虚、食滞下脘。根据《金匮要略》所云："下利不欲食者，有宿食也，当下之，宜大承气汤""腹满不减，减不足言，当须下之"。故法遵仲景之旨，治直泻下积滞，补脾益气，方用小承气汤合保和丸、香砂六君子汤治疗。药后腹满大减，效不更方，原方药量小治其剂，连服 30 余剂诸症如失。嘱服香砂养胃丸培补脾土，遂告临床治愈，恢复工作。由此可知，张仲景所创立的脏腑辨证及辨病与辨证相结合的诊治原则，确为中医诊治疾病的典范。

（2）汇百家之长，攻他山之玉

在中医漫长的发展过程中，流派纷呈，百家争鸣，前人的著作为后人提供了宝贵的经验和不可多得的历史遗产。由于历代名医各自所处的环境不同，研究的方向迥异，医疗特长各异，因此在学术方面各有独到之处，在理论、治法、组方、用药方面也各有专擅。如能取长补短，趋利弃弊，辨证地博采诸家之长为我所用，无疑会极大地丰富自己的医学知识和医疗技能，甚至产生新的飞跃。对于学术问题，乔教授认为不应有门户之见，更不要陷入无谓的争论之中，而应像蜜蜂酿蜜一样采撷前人学术之精华。例如乔教授曾根据李东垣"甘温除大热"的理论，用补中益气汤治愈一位 3 年多来一直发热不退的女性患者和本院一位患口腔溃疡 2 年迁延不愈，痛苦不堪的职工家属；曾根据吴鞠通"治上焦如羽"的理论，以银翘散加味治愈一位患亚急性败血症的面临休学威胁的大学生；也曾以张锡纯建瓴汤、脑充血方治愈许多高血压危象的患者……，"三人行，必有我师"，乔教授博采众方，充实自身，使自己获益匪浅。新中国成立以来，中医界更是名医辈出，人才济济，为把他们的医疗经验继承下来，多年来乔教授购买和订阅了许多图书及中医杂志，虽然工资菲薄，仍从微薄的工资中花费万余元购买图书，其中特别值得一提的是"现代名中医秘法良方"丛书的编辑和出版，就是在学习和总结他们经验的基础上，组织了 10 余位有志于此的同行，在征得董建华、祝谌予、刘渡舟、朱良春、印会河、邓铁涛、江育仁、姜春华、丁光迪、焦树德等著名中医同意的基础上，将他们在内科、妇科、儿科方面的经验编辑成册，此书于 1993 年出版，既是各位名老中医经验的传承，也是给中医人员的一份有价值的礼物。

（3）纳现代研究成果，不断创新治法

新中国成立以来，中医药研究进展迅速。我国现有中医期刊百余种，其中新理论、新方法、新技术、新药物可谓数不胜数，目不暇接，医学科学的进步日新月异。因此，作为一名医生，乔教授认为"活到老，学到老"确非虚词饰语。就以其从事消化专科疾病的治疗中经常遇到的慢性萎缩性胃炎（CAG）为例，世界卫生组织 1978 年正式将此病列为癌前病变；1979 年以来，我国中医界逐渐有了治疗本病的研究性报道；20 世纪 80 年代初期，对本病的性质多认为证属胃阴亏虚，治从滋养胃阴入手；80 年代后期，逐渐认识到 CAG尚有脾胃气虚、阳气亏虚、胃阴不足等类型。迨至 90 年代初，中医界提出本病多系虚实夹杂，在治法方面，也由初期的养阴益胃、补脾益气、温助阳气，增加到疏肝健脾、清热化湿、活血祛瘀、消食导滞等多种治法。特别是随着胃镜的广泛使用，又出现了根据胃黏膜相进行显微微观辨证的方法，例如北京中医药大学田德禄教授就曾根据 CAG 患者局部充血水肿的病灶提出"以痈治胃"的清热解毒治法，因而目前在临床用药方面多加用蒲公英、黄连、白花蛇舌草等清热解毒药物治疗本病。现代研究表明，CAG 的发生，与幽门螺杆菌（Hp）的关系尤为密切，约有 70% 的 CAG 病人局部病检发现 Hp 的存在，将临床经常用于治疗 CAG 的 200 种中药对 Hp 的抑杀效果进行了实验，并根据这些药物对 Hp 的抑杀效果从强到弱进行了排序，在抑杀效果明显的前 25 种药物中，排在前 4 名的依次是黄芩、黄连、黄柏、大黄，王氏的研究，极大地拓展了运用中药疗法治疗 CAG 的药物运用范围。从以上对中医药治疗 CAG 的认识和发展过程可知，科学没有止境，只有不断汲取医学科学的新成果，才能不断有所进步，有所提高。

3. 勤勉求新知，努力再登攀

医疗过程，是一个理论联系实际的过程。然而病人是一个体质差异极大、感受病因不同、病理变化复杂的群体，因而在医疗实践中必须不断钻研、勤于探索、勇于创新。20 世纪 80 年代初，乔教授由于刚刚读完硕士课程，进行《金匮要略》方面的理论研究兴致颇高。例如在教学和研究过程中，多数人认为杂病病因为"杂病多由内伤，本脏自病"，在医疗实践和研究《金匮要略》中认识到：外邪致病同样是导致疾病的重要原因，绝不可忽视。在详细研究了《金匮要略》之后，乔教授在《中医杂志》上发表了《试论〈金匮〉外邪致病观》一文，提出在《金匮要略》一书中，论述外邪致病的条文有 108 条之多，约占全书条文的 27%，并且提出了风、寒、暑、湿、热、疟邪、疫疠 7 种外邪可导致 27 种疾病，约占全书所论疾病的 50% 以上，病涉表里内外，证分寒热虚实，例如历节、湿痹、水气、肺痈、虚劳、黄疸以及妇科疾病等。在此基础上乔教授首次在理论上提出了"外邪致病观"是《金匮要略》杂病病因学说的重要组成部分。又如在《〈伤寒论〉小柴胡汤"和"法探析》一文中提出了小柴胡汤所代表的"和"法绝非"和解少阳"一端，该方同时也具有调和肝脾、调和肝胃、调和肝胆、和解表里、和解三阳等作用，从理论上拓展了对小柴胡汤和法的新认识，同时也扩大了该方的临床运用范围。这一认识也得到了刘渡舟先生的认同，该文在"中日第一届张仲景学术研讨会"宣读后，获得了与会者好评。

在治疗疾病过程中，为了治病救人，提高疗效，乔教授不断地发掘前人经验，研究总结新的治疗方法。在长期治疗 CAG 的实践中发现对该病病因病机的认识过于纷繁，对该病的分型及治疗过于庞杂，例如某权威论著将该病分为 30 余种证型进行论治。由于分型过多，使人无所适从，于是乔教授根据个人经验提出了治疗 CAG 的"三虚六实辨治法"，此法不但易于掌握，便于操作，而且取得了显著疗效。当该论文发表及以该文为基础的《胃病防治和食疗 100 法》一书出版后，社会反映良好，2 年内再版 3 次，收到全国各地患者数百封信件，引起了强烈的反响和赞誉。

第二章 声名鹊起

乔模教授于 1970 年北京中医学院（现北京中医药大学）中医系本科毕业即服从国家号召"到边疆去，到基层去，到工矿去，到农村去"，毅然服从分配，从北京来到千里以外的大西北——宁夏青铜峡市人民医院中医科参加临床诊疗工作。

一、临床初试显疗效　深受赞誉

乔模教授初到宁夏青铜峡市人民医院工作时，由于一方面少数民族地区语言不通，另一方面大学刚刚毕业，业务水平有限，临床疗效往往不够理想。因此乔教授一方面学习当地语言，另一方面谦虚地向当地的老中医学习他们的临床经验，同时学习课本，利用每天晚上的时间把大学所学习的 31 门课程课本知识全部复习了两遍，打好了坚实的业务基础。此外，青铜峡市人民医院偏居于北京千里之外，医院所谓的"图书馆"也只有一间房屋，可供学习的中医资料也仅仅是过期的《中医杂志》《新中医》《上海中医杂志》3 种中医杂志。乔教授硬是在这样的条件下，坚持不懈，如饥似渴地学习业务知识，写下了 40 万字的学习笔记，开阔了眼界，增长了知识，不断地提高了治疗效果，获得了当地群众的信任。例如有一次年老体弱的市委书记参加冬季兴修水利工程劳动，不慎摔倒，造成了股骨骨折，急忙请来宁夏医科大学的专家在当地公社医院做了骨科手术，但由于公社医院条件很差，骨折虽然好了，但又患上了重感冒，一个多月体温都在 39.8℃左右，高热不退，经市医院的大夫使用西药和中药疗法始终不愈。医院领导十分着急，最后只得逼着当时最年轻的乔教授试一试，如果仍然无效则只能转到自治区医院治疗。乔教授认真诊断后认为病属风寒外束，内兼湿邪，试用藿香正气汤加羌活、防风予以治疗，岂知从第 2 天起竟然高热减退，3 天后身热尽除。就这样，乔教授在实践中不断提高医术，获得了患者的信任，患者愈来愈多。其在宁夏工作的 9 年中诊治患者近 20 万，每日就诊人数由二三十人逐渐增加到 80余人。26 岁时即被医院领导任命为门诊副主任、医院团支部书记等。那时几乎每天都不能按时下班，看完病后还经常帮助药房的同事抓中药，乔教授却能任劳任怨，毫无怨言。近10 年的大西北工作挥洒了乔模教授和夫人的青春，他们以宁夏为家，视百姓患者为亲人，对待患者热情负责，态度和蔼，随到随看，在当地获得了"看病找小乔"的好名声。

二、执医"诚""细""精"　医誉渐隆

乔教授认为作为一名医生，应当怀着一颗"仁爱"之心，救死扶伤，全心全意为患者服务。因此乔教授无论是在西北还是在内地工作，首先想到的就是为患者着想，急患者所急，痛患者所痛，一心一意为患者做好诊疗工作，因此深受患者赞誉。无论是在宁夏青铜峡人民医院还是在山西中医药大学附属医院，凡是他出诊的那一天，在清晨 7 点之前，找他看病的诊号便已挂满，足见其深受患者爱戴。

乔教授之所以能够得到患者认可，是因为他从医 52 年以来，一直把"诚""细""精"三字作为自己的行医信念。

1. 待患以"诚"

自从从事医疗工作以来，乔教授一直认为医生是一种特殊的服务行业，因此要求自己一定要诚心诚意地对待患者，努力服务于患者就是自己应尽的责任。因此无论遇到什么样的患者，都能耐心地解答他们提出的问题，不急不躁地做好解释工作，从来不会因为一点小事与患者发生争执，总是尽可能地用自己的行动满足他们的要求。1974 年的一天，正是乔教授孩子出生的第 2 天，由于乔教授夫妻两人的父母都已过世，乔教授只得请了几天假专门在家照顾妻子和孩子，而且因为妻子没有母乳，乔教授既要照顾妻子，又要专门去给孩子买奶、喂奶，还要做饭、洗涮，忙得昏天黑地。恰巧一位老患者的妻子胃痛发作欲请乔教授出诊，发现乔教授家里这种情况欲言又止，难于启口。乔教授看到来人渴望的眼神，经与妻子商量后毫不犹豫地骑着自行车给患者出诊去了。乔教授为患者服务从来不讲条件，不计报酬。有位在某三甲医院住院的 70 余岁的患者，术后突发高热数十天，患者每天夜间体温都会达到 40℃左右，经中医、西医各种治疗依然高热不退，患者精神疲惫，痛苦难耐，家属已经开始为其准备后事。医院提议患者家属试请乔教授会诊，乔老经诊断认为患者病属少阳腑实证，投大柴胡汤予以治疗，3 天后体温已降到 37.5℃。家属大喜过望，服完中药后又来请乔教授出诊，其时正逢星期日，乔教授正在家里忙碌，看到患者家属又来请求出诊，立刻跟着家属坐车出诊去了。谁知轿车开到 60 里地以外的一个县城方才停下，原来患者已经急着出院回到农村老家，担心乔教授嫌路远不愿意出诊，所以才故意没有告知出诊地点。乔教授也十分理解患者及其家属的心情，并未责怪，而是耐心地为患者诊病、处方，患者服药 2 周后乃获痊愈，从罹患重症沉疴的痛苦中解脱出来。

乔教授为患者诊病不但态度和蔼，医术精湛，而且特别富于同情心。有一位家住农村的高中学生患上了癫痫，患者常因突发性腹痛、抽搐、自觉小腹有物上冲，继则不省人事，昏迷在课堂上。经北京协和医院用脑电图等检查显示痫样放电，诊断为腹型癫痫。患者平均每周发作 3～4 次，每次发作 2～3 分钟左右，严重地影响了其学习和生活，经省内、外多家医院治疗未效，经人介绍专程前往山西中医药大学附属医院请乔教授诊治。经乔教授仔细诊断，发现患者癫痫发作前常有腹痛，且腹部受凉后便自觉腹中有水样物上冲心胸，

随即引发口吐涎沫，不省人事。其父母代诉，发作时尚可见到四肢僵直等症。乔教授综合以上症状认为，该痫证属于阳虚水逆，上扰清窍，引动肝风所致，因而采用温补脾阳，利水平冲，息风止痉的方法予以治疗。患者服药 4 个月后自诉癫痫偶有发作，但症状轻微，已能复学正常上课。因考虑到高考临近服用汤药不便，乔教授遂改成丸药嘱其继续服用。待到高考结束后该生续诊时告知乔老，因高考分数仅差 5 分未能录取，心中力分遗憾，并含泪表示，准备一边打工以减轻家庭困难，一边复习功课准备来年复考。乔老深为该生的坚韧不拔的精神感动，表示坚决支持他复考的想法，并当即表示免除他的特需专家门诊的诊疗费用，随到随诊，直到该生考上心仪的大学为止。经过 1 年的精心治疗，患者经脑电图检查癫痫基本痊愈，患者也在第 2 年的高考中考上了大学，完成了自己的心愿。当患者及其全家专程找到乔教授表示感谢时，乔教授首先对其表示祝贺，同时也很平静地表示这是自己作为一名医生应尽的责任。

对于一些心身疾病、焦虑症、抑郁症或者癌前病变的患者，乔教授常常在为其治疗疾病的同时，尽量给他们解释病情，让他们对疾病有正确的认识，同时适当疏导他们紧张的情绪，以便使患者更好地配合治疗，往往收到事半功倍的效果。有位年近花甲的男性患者罹患便秘 10 余年，大便干燥，腹部胀痛，每周才能勉强排便一次，每次必须使用开塞露方可排出少量大便，为此患者曾赴北京多所医院治疗未果，其中在某一医院专家处治疗时仅挂特需专家号就花费了 4000 多元，仍然了无寸效，心中万分焦虑，以为得了不治之症，复转至乔教授处寻诊。乔教授在为其诊断时发现，患者大便干结，粪如羊屎，非使用开塞露则大便不行，若两天不能排便则腹胀腹痛难忍，必须用手抠出方可，排便时肛门热痛，且咽喉干痛，喜饮冷水，胃脘冷痛，遇冷痛甚，又焦躁易怒，叹息连连。乔老认为该患羁病日久，病位涉及肺、肝、脾、肠三脏一腑，证属肠燥肺热、脾寒肝郁，病情复杂，寒热错杂，虚实互见，是以虽经多处治疗未能取效。于是详细为其解释了病因病机，使患者了解了自己的病情，并非不治之症，从而解除了患者的心理负担，获得了患者的信任，遂为其开具清肺温中、疏肝泻热的处方，经过 2 周的治疗，患者大便一日 1 行，腹痛腹胀已止，心情开朗，遂于方中加用增液汤，嘱其连服 1 个月，乃获痊愈。

2. 审症务"细"

"临床如临阵"，医者只有应用望、闻、问、切的方法详细地掌握患者的有关症状，才能依据中医理论做出准确的判断，进而针对患者的病因病机进行立法遣药，才能取得良好的效果。绝不能摸寸不及尺，问头不及腹，只凭个人经验，草率从事，既对患者不负责任，也不会取得满意的疗效。乔教授经常教导学生往往"细节决定成败"，临证之际必须排除一切私心杂念，诊断时一定要凝心静气，思路周详，不放过任何一个有关症状，才能准确地辨证论治。如果忽略了任何一个关键的症状，就可能"失之毫厘，差之千里"，出现误治、失治现象，给患者徒增不必要的痛苦，甚至造成无可挽回的损失。乔老特别举了 2005 年甲型流感时其亲手治疗的两个临床病例启发读者。

第一例患者是一位 11 岁的小学生，2 周前患儿因感冒高热引发惊厥，即往某三甲医院入院治疗，经解热、镇静及液体疗法治疗，患儿症状虽然暂时可以缓解，但翌日高热又起，其间先后发生惊厥 4 次，其母异常紧张，遂请其邻居——一位研究生转请乔老诊治。经查患儿体温 39.8℃，面色红赤，微恶风寒，身有微汗，喷嚏时作，咳吐黄痰，大便干结，舌红苔黄燥。肺部拍片未见异常。乔老认为患儿身热、恶寒、畏寒，此属风热犯卫，邪热壅肺，又兼大肠燥热，治当辛凉解表，清宣肺热，软坚通腑。治用银翘散、麻杏石甘汤合大承气汤三方加减。3 剂后患儿热减（体温 38.4℃）、便通、咳微。效不更方，仍以前方减生石膏为 18g，去元明粉，继服 3 剂后诸症悉愈。岂知就在当晚，学院那位介绍上例患儿来诊的同事当晚 10 点突然来电，焦急地诉说其子 3 天前竟然也突发高热，症状似与前位患儿相仿，便将那位患儿的药方拿去服用，谁知服药之后高热依旧，了无寸功，急忙请乔老上门诊视，诊见其子高热（40℃）、恶寒、无汗、咳吐黄痰，腹胀便秘，舌红苔黄厚，证属风寒外束，邪热壅肺，食滞肠腑，方用麻黄汤、麻杏石甘汤加大承气汤加减，服药后身热减退，咳止便通，惟余纳呆、苔厚，嘱其服用保和丸消食健脾以善其后。比较两位患儿均患外感高热，症状亦极其相似，但详查其症，前者身有微汗而后者无汗，前者舌苔黄燥而后者舌苔黄厚，故前者证属外感风热而后者属于外感风寒；前者属肠腑燥热内结而后者为食滞大肠，二者症状有异，故证候不同，治法、用方各异。可见临证之际必须做到"审症务细"，才能辨证精准，方药精当，取效迅捷。

乔教授还特意讲述了治疗另一位高热不退的患者以强调"审症务细"的重要性。这是一位 20 余岁的男性患者，本身就是某三甲医院的中医师。因高热 4 个月不退请乔老医治。患者因感冒后每日高热（体温 39.8~40℃）1 月余不愈入某三甲医院治疗。经该院检查诊断为 EB 病毒引发的传染性单核细胞增多症。经治 4 个月，但高热始终不退，患者原身高 180cm，体重 170 斤，罹病 4 个月以后体重已降至 80 余斤。屡用解热镇痛、激素、液体疗法以及中药银翘散、麻杏石甘汤未效，遂请乔老会诊。查该患高热（体温 39.8℃），微恶风寒，微汗出，首重如裹，咽喉肿痛，脘痞欲呕，大便溏稀，小便短赤，舌红苔黄腻。证属湿热之邪弥漫三焦，治宜宣散表邪，清化湿热，治用甘露消毒丹加减。服药 3 剂后，体温下降至 37.6℃，余症均减。效不更方，仍遵前方去薄荷，余药小制其剂，继服 10 剂，患者身热尽退，余症悉除，遂嘱其出院调养。细思前医在治疗患者时也使用了中药治疗，然未能治愈，系因医者有两点不足：患者既有发热、恶寒等表证，又有脘痞欲呕，大便溏稀等中、下二焦的症状，而前医仅用银翘散、麻杏石甘汤治疗卫表及上焦邪热，是为审症不详，忽略了中、下二焦的症状；其次，患者首重如裹、脘痞欲呕、大便溏泄，舌红苔黄腻，此为湿热为患，而前医仅治无形邪热，却置湿热之邪不顾，是为辨证不明，因而经治 4 个月难以取效。

3. 医技求"精"

乔教授经常对研究生、徒弟（本科传统班）及跟随自己学习的同学们讲，要想做一名好的医生，必须努力做到以下两点：首先要努力学深、学透中医理论，对中医经典及中医基础理论尽量做到烂熟心中，融会贯通，信手拈来；其次是要多临床、多总结，争取做到辨证精准，用药精当，一击中的。也就是要把中医理论学到极致、用到极致作为医者的终身目标。乔教授是这样说的，也是这样做的。虽然乔教授工作繁忙，但是他每天晚上都要把白天看的病例"过一下电影"，对个别治疗感觉可能不太满意的病例重新进行审视，查找资料，寻找更好的治疗方法。正是由于乔教授50多年来能够严格要求自己，乔教授不但理论精深，而且技术精湛，临床疗效始终能够保持在很高水平，深受同行的称赞。

在一次医院组织的下基层"送医送药"活动中，一位乡镇医院的院长急急忙忙请求带队院长派乔教授前去会诊。原来是一位肺结核空洞症的患者，1个月前因感受风寒引发高热住院治疗。患者感冒后白天体温正常，而每晚10点左右体温达到39.8～40℃，经用解热镇痛药后方能退热，但次日晚间高热复发，院方深恐患者因高热不退引发肺结核空洞咯血死亡，故邀会诊以防意外。乔教授经查患者晚间高热，恶寒，无汗，两颧色红，舌体嫩红少津，但触其四肢发现该患四肢厥冷，随即忆及《伤寒论》所论"少阴病，四逆……四逆散主之"，此属阳气郁结之证，又兼太阳表寒，阴虚内热。治当解散表寒、疏解郁阳兼以养阴清热，方用四逆散、荆防败毒散加百合固金汤化裁。服药3剂后，体温已降至38.5℃左右。为防止结核空洞出现咯血危象，乃于前方中更加地骨皮30g，仙鹤草30g，三七粉（冲）3g，继服3剂。患者三诊时身热已退，四肢转温，终使肺结核空洞高热不退的患者转危为安。从此例病案的辨证论治方法可以看出，既运用了《伤寒论》六经辨证的理论，又运用了内科杂病的辨治方法，因此只有做到牢固掌握中医理论中的各种辨证论治方法，精益求精，灵活变通，方能效如桴鼓。

间质性肺炎是一种难治性罕见性疾病。之所以难治，是因为该病是以肺泡壁病变为主要病变引起的一组疾病群，即便疾病治愈，患者也会由于肺泡炎症性病理改变导致肺纤维化而造成呼吸困难，甚至呼吸衰竭。2004年夏，乔教授的一位中学同学，是一位颇有作为的教授级高级工程师，不幸罹患此疾。自诉于半年前开始有类似感冒的症状，身体发热，微恶风寒，头痛咳嗽，气短胸闷，疲乏无力。经某三甲医院诊断为间质性肺炎，遂入院治疗，经使用抗生素、激素、免疫抑制剂等方法治疗3个月未效。后又转入某三甲中医院使用银翘散、麻杏石甘汤等中药治疗仍未取效，遂来附院寻乔老治疗。患者现症身热（体温38.5℃），时时恶风，身有微汗，鼻流清涕，咳嗽少痰，痰黄，气喘、胸闷，小便短赤，舌红，苔薄，脉数，属邪热壅肺。经X线及CT复查，确属间质性肺炎。观患者身热，身有微汗，鼻流清涕，当属风邪袭表；痰黄、尿赤、脉数，又属邪热壅肺，治宜疏散风邪、清肺化痰。方选桂枝汤合麻杏石甘汤加减。服药7剂后，发热减轻，已不恶风、流涕，咳嗽次数减少，仍有汗出，咳吐少量黄痰，时感胸闷，气短，乏力，舌红脉数。此为风邪表证已去，邪热壅肺仍存，肺气已虚，故于前方中去桂枝汤，加用鱼腥草、太子参清肺益气，继服14剂。药后患者体温正常，咳嗽、吐痰症状消失，稍有气短、胸闷，微感乏力，但已能正常工作。因患者酷喜游泳，现已能每日参加游泳锻炼，余无它证。追访患者10余年，间质性肺炎未再复发。本证辨证的难点在于风邪袭表与风热犯卫之辨。就表证而言，风邪袭表与风热犯卫二者均有身热、恶风、微汗症状，但细查其症，患者染病已有半年之久，均有肺热证候，但所患外邪不同，因其恶风较甚，且鼻流清涕而非黄涕，说明患者系因外感风邪发热而非风热所致，因此治宜疏散风邪，内清肺热，方选桂枝汤加麻杏石甘汤治疗为宜。因药证相符，故取效甚捷。从此病的治疗可以看出，"细节决定成败"，为医者务求辨证精细，医术务求精益求精，才能不负患者的期望，尽快治愈疾病，减轻患者的痛苦。

三、衷中参西求创新 挽治时疫

2003 年严重急性呼吸综合征（SARS）流行期间，由于乔模教授擅长治疗发热性疾病，大学领导推荐乔模教授等五名名老中医参加考察团远赴广州考察 SARS 预防和治疗情况。为了保护学校广大学生和职工的安全，年届花甲的乔教授冒着感染 SARS 冠状病毒的风险，毅然决然参团远赴大疫流行的广州中医学院第一和第二两个附属医院考察疫情，取得了预防和治疗 SARS 的第一手资料，返回太原后即主动要求参加无偿为学生诊治发热性疾病的门诊工作，体现了一个医生和党员应有的责任感和担当。

SARS 流行期间，为避免冠状病毒的传染，大学实行了封校。乔教授在此期间为许多学生治好了大量外感高热引发的疾病。乔教授和几位老教授几乎每天白天给发热的学生看病、开方，学校再组织人员到附属医院抓药、煎药，晚自习时把煎好的中药分发给学生。乔教授通过大量治疗这些热病患者的医疗实践，总结出"运用清热抗感冲剂治疗上呼吸道感染"的方法。该冲剂由于将汗、清、宣、导四法融于一方，创新了治疗上呼吸道感染的思路，因而治疗上呼吸道感染引起的发热、咳嗽等疾病取得了显著成效，并因此被批准为省级科研攻关课题。乔教授带领课题组和研究生进行了清热抗感冲剂治疗上呼吸道感染的临床研究、在武汉大学病毒实验室进行了体外抗病毒等实验，对 T 细胞、自然杀伤（NK）细胞、干扰素-γ（IFN-γ）、白细胞介素-2（IL-2）等指标进行了实验观察，证明清热抗感冲剂在一定程度上可以提高人体免疫力，对抑制呼吸道各种病毒具有一定影响。经在临床大量、长期运用，取得了满意效果和患者的赞誉。2005 年有一位检察长患上了甲型流感，因高热不退入住某三甲医院治疗。该院确诊其为甲型流感，并进行了中西医结合治疗，但患者 40 余天仍然高热不退，遂来转寻乔教授治疗。查患者发热（体温 39.7℃），微恶风寒，身有微汗，咽喉疼痛，双侧扁桃体肿大如枣核，鲜红灼痛，咳嗽少痰，胃脘痞满，食少纳呆，口干不欲饮，身重倦怠，小便短赤，舌红苔黄厚腻，脉象濡数。综合以上症状，乔教授认为该患者属湿热犯表，壅滞中上二焦。治宜辛凉疏表，清热化湿。治用清热抗感冲剂加藿香、佩兰。服药 3 剂后，患者发热已减（体温 38.5℃），恶寒已不明显，咽痛、咳嗽亦减，仍脘痞食少，身重尿赤，舌红苔黄厚腻。此为药已中病，表邪已祛，而湿热仍存。治应继续轻清宣化、清热化湿，仍依前方加黄连、炒苍术、草豆蔻，继进 6 剂。三诊时患者身热已除，惟余胃脘时有痞满，食欲欠佳，舌红苔微黄薄腻，此属湿热之邪稽留中脘未去，遂予王氏连朴饮继服 6 剂，遂告痊愈。

每当回忆起当年抗击"SARS"和流感时的情景，许多学生、学院里的教师和他们的孩子都对乔教授的医术大加赞赏。乔模教授由于出色的医术及其在抗击疫情时的努力和付出，先后被评为"山西省卫生系统先进个人""山西省第七届育人杯先进个人""优秀党员"和"山西省百名教学名师"等称号。

多年来，乔教授在医疗工作中孜孜汲汲，精勤不倦，不断努力提高自己的医疗水平，不断创新，疗效突出，尤擅治疗胃肠疾病和呼吸系统疾病，并出版论著 39 部，发表论文41 篇，深得广大患者认可，先后收到全国各地数百名患者来信求诊，甚至素未谋面的著名中医脾胃病专家、国医大师李寿山先生也亲自来函索要有关书籍，影响之大，可见一斑。国家中医药管理局2004年委托广州中医药大学主办"全国骨干中医师研修班"，专程邀请乔教授前去做"三虚六实辨治法治疗慢性萎缩性胃炎"的讲座，乔教授深得内地同行及港澳中医师的赞誉。广州中医药大学也特意邀请乔教授为该校学生做了专题讲座。当时著名的伤寒专家熊曼琪教授也邀请乔教授做广州中医药大学的客座博士生导师。

多年来，乔教授在做好行政管理工作的前提下，始终坚持参加附属医院专家门诊工作，经常满负荷工作，医院为照顾老专家们的身体，一般先挂20个号，但乔教授常常都需加挂专家号，往往看完患者已是下午1~2点了。由于乔教授理论基础深厚，临床疗效突出，因此成为首批"山西省名中医"，享受省级名中医待遇。

山西中医药大学成立较晚，乔教授组织伤寒、金匮、温病教研室成立了中医临床基础学科，作为学科带头人带领大家努力创造条件，提高学术水平，使该学科成为学校第一批可以招收硕士研究生的学科，该学科也被山西省教委评为重点学科。乔教授也在2007年被授予"山西省百名教学名师"称号，其所讲授的《金匮要略》2008年成为"山西省精品课程"，乔教授担任课程带头人。

乔教授65岁退休后，随孩子在北京居住，被中国中医科学院广安门医院聘为特聘专家，其后又被北京弘医堂中医院（原为北京中医药大学国医堂中医院）聘为特需专家，坚持出诊不辍，发挥自己的一技之长，为群众诊病疗疾，颇受患者欢迎。

第三章　临证特色

一、运用"补脾消积法"治疗慢性萎缩性胃炎

慢性萎缩性胃炎（CAG）是一种常见的难治性消化道疾病。1978 年世界卫生组织将本病列为癌前病变，目前西医对本病尚无有效的药物治疗方法，患者需每隔半年或 1 年做一次胃镜和病理检查，待到胃癌初期再行切除术。因此胃病患者对 CAG 常常怀有恐惧心理，往往谈"萎"色变。所以 CAG 已被作为重点研究疾病，并曾列入"八五"攻关课题。

在病理方面，CAG 是以胃黏膜萎缩变薄、固有腺体成分减少或消失为突出病变的慢性疾病，患者常常伴有肠上皮化生（简称肠化生）或异型增生。

CAG 在临床上主要表现为胃脘痞满、疼痛、嗳气、嘈杂、食欲不振、消瘦等症。该病属于中医"胃痞""痞满""胃脘痛""嘈杂"等病范畴。在我国 CAG 的癌变率为 6%～8%。

从 20 世纪 90 年代起，乔教授即开始对该病进行临床治疗研究，迄今已 30 余年，特别是在临床上运用自拟"补脾消积法"治疗 CAG 合并肠化生和异型增生取得了显著疗效，积累了丰富的临床经验。乔教授认为治疗本病主要应掌握以下四点。

1. 溯源流，融中西，病机总属正虚夹邪

我国中医界对本病极为重视，从 1979 年便开始有了治疗本病的研究报道。概括起来看，中医界对 CAG 病机的认识主要分为以下三种：①胃阴亏虚：在治疗 CAG 的初期，中医界对本病的认识处于摸索阶段，部分专家认为本病属于胃阴亏虚，虚火内炽。譬如北京中医药大学田德禄教授即认为本病"病初在胃，以阴津损伤为先，渐至虚火内生，灼伤脾胃"。②脾胃虚弱：随着对治疗本病的研究进一步深入，医学专家发现 CAG 的病机除胃阴不足外，尚有脾胃气虚、脾胃阳虚等类型。例如著名中医学家董建华教授即将本病分为脾胃气虚型、虚火灼胃型、气阴两虚型三型。③迨至 20 世纪 90 年代之后，中医专家发表了大量论文对该病的病机进行论述，概括起来大约有 35 种之多，但众说纷纭，莫衷一是。

对 CAG 病机，乔教授在借鉴上述专家经验的基础上，结合个人治疗 CAG 患者的临床研究，多次在其发表的论文和国内中医学术交流会议上提出本病的病机应为脾胃素虚，每兼实邪的观点。认为从胃镜和病检进行微观辨证发现，正常人胃黏膜的颜色为橙红色，光滑柔润，而 CAG 患者的胃黏膜呈灰白色，黏膜变薄，固有腺体减少或消失，属于中医"不

足"类虚证病变，而且此类患者常见食后饱胀，食少纳呆，喜热畏寒，身体消瘦，倦怠无力，面色不华，舌淡或舌体嫩红瘦小，或舌体光红且有裂纹等脾虚症状。但许多患者又往往兼有肝郁、血滞、寒凝、热壅、湿滞、食积等实证证候，因此乔教授认为 CAG 的病机当为脾虚为本，邪实为标，属于正虚标实、虚实夹杂之证，并据此在临床治疗 CAG 时将其分为脾胃虚弱证及脾虚夹实证两类证型进行辨证论治。

2. 扶正气，补脾胃，当以行补为法

在临证治疗时，乔教授把 CAG 脾胃虚弱证又细分为三个证型，即脾胃气虚型、脾胃阳虚型和脾胃阴虚型。根据"虚则补之"的原则，分别采取补脾益气法、温中散寒法和滋阴养胃法进行治疗。但又考虑到若一味使用补气、温阳、养阴等补虚药物治疗，常常由于补益太过导致脾气壅滞，闭门留寇，反而会增加胃脘痞满、胀痛等症状。为避免这一弊端，乔教授提出应采用"行补"法进行治疗，即在使用补脾药物的同时，加用行气除满的药物，既可补脾治本，又可行气除满，从而收到补脾而不壅滞，行气而不伤脾的理想效果。因此，其在治疗脾虚型 CAG 时，常在四君子汤、理中汤或沙参麦冬汤等补脾气、温脾阳、养胃阴药物中加用木香、陈皮、白豆蔻、厚朴、枳壳等行气药物，合收补脾除胀之功，在临床治疗时往往收到良好效果。

病案1 脾虚气滞型慢性萎缩性胃炎案

初诊 李某，男，45 岁，工程师。2003 年 10 月 5 日初诊。

患者素有胃病多年，常因饮食不当引发胃胀、胃痛，但因工作繁忙，未能彻底治疗。此次发病系因端午节过量进食粽子，引发胃脘胀满疼痛，经职工医院治疗后胃痛已止，但胃脘胀满数月未除，胃镜检查诊断为 CAG，轻度异型增生，方引起患者重视来院就诊。自诉胃脘异常胀满，不思饮食，时有嗳气，倦怠乏力，身体消瘦，发病至今体重下降 20 余斤，面色萎黄，舌淡边有齿痕，舌下静脉色青增粗，苔薄白，脉象沉弱。此属脾胃气虚，失于健运，气机郁滞。治宜补气运脾、行气除满，方用香砂六君子汤加味。

处方 木香 10g，陈皮 10g，厚朴 10g，枳壳 10g，甘松 10g，党参 10g，炒白术 10g，茯苓 10g，甘草 4g，炒麦芽 15g。

7 剂，水煎服，日 1 剂，早晚分服。

二诊 患者药后自觉胃脘胀满减轻、食欲稍增，余症仍存。前方已见初效，但因其人罹病日久，CAG 又属痼疾沉疴，非久治难以痊愈，且舌下静脉色青增粗，又属兼夹瘀血之兆，故在前方基础上加用太子参 20g、丹参 20g，继用 14 剂。

三诊 患者自诉胃脘痞满基本消除，食欲明显改善，倦怠乏力亦有所减轻，面色已无萎黄之色，舌下静脉变细，显示脾胃气虚已有明显恢复，壅滞之气机得以行散。因虑及其人胃部已有轻度异型增生，中医认为此属痰凝瘀阻，故在前方基础上更加浙贝母 15g、莪术 6g、生牡蛎（先煎）30g 化痰祛瘀，软坚散结。因患者急于返回建筑工地工作，要求尽量多开药物带回工地服用，遂予上方 30 剂，嘱其服后如若效果良好，可在当地医

院按照原方继服 4 个月。后患者家人来告，药后效果良好，胃脘胀满、疼痛未再发作，精力充沛，体重增加，遂在工地附近医院进行胃镜及病理检查，显示胃黏膜萎缩消失，异型增生消除，遂告痊愈。

按语　此例 CAG 患者虽因端午节过量进食粽子引发胃脘胀满疼痛而发病，看似属于急症、实证，但患者自诉罹患胃痛、胃胀等胃病已有多年，兼有倦怠乏力、消瘦、舌淡、脉弱等脾虚症状，又有胃胀、嗳气等胃气郁滞症状，乃系脾气虚弱，失于健运，气机郁滞而致。方用香砂六君子汤加味补脾行气，使脾虚得复，气滞消散，故二诊时胃脘胀满得以减轻。因其人仍有倦怠乏力、舌下静脉粗大等气虚瘀阻症状，故在前方中加用太子参、丹参补气化瘀。三诊时患者已先后服药 3 周，诸症悉减。但本证属于痼疾顽证，中外学者均认为治愈本病需要半年至 2 年时间，因此在前方中更加浙贝母、生牡蛎、莪术软坚化瘀，化痰散结，以冀消除异型增生，并嘱其继服 4 月余，经胃镜和病理检查，竟收全功。

病案 2　脾胃虚寒型慢性萎缩性胃炎案

初诊　赵某，男，59 岁，公务员。2010 年 12 月 23 日初诊。

患者因患慢性浅表性胃炎胃痛日久不愈，近日胃痛不止，特地从山西运城专程来山西中医学院附属医院特需门诊就诊。患者自诉患病 5 年来，常常发生胃脘疼痛，多食则胃胀，食欲欠佳，时吐酸水，经当地中医治疗病情好转，但若饮食不当则又复发。经细询病情发现患者局部常喜热熨、揉按，厌恶冷食，疼痛好发于夜间，常感疲乏无力，舌淡苔薄白，证属脾胃虚寒，治当温中益气、抑酸止痛。方用理中汤、香砂六君子汤合乌贝散加减。

处方　炮姜 10g，党参 15g，炒白术 10g，甘草 4g，木香 10g，砂仁（打）10g，枳壳 10g，陈皮 10g，海螵蛸（先煎）30g，浙贝母 20g，煅瓦楞子（先煎）30g，元胡 12g。

7 剂，水煎服，日 1 剂，早晚分服。

二诊　胃脘疼痛、胀满均已减轻，吐酸时有发生，药已收效，效不更方继续服用。因患者急于返回原籍工作，遂依前方给药 30 剂带回服用，原有症状逐渐消失后停药。

三诊　2018 年 11 月 26 日，患者退休后随其子来北京生活，原本以为胃病已愈，但因饮食不节以致胃病又发，经胃镜和病检后诊断为 CAG 伴轻度异型增生。患者从网上得知乔教授在弘医堂中医医院特需门诊出诊，遂寻至医院诊治。自诉目前主要症状为胃脘痞满、疼痛，不思饮食，身体消瘦，疲乏无力，胃脘怕冷喜热，舌淡边有齿痕，苔薄白，脉象沉缓无力。胃镜及病检显示：胃黏膜变薄，呈灰白色，伴有轻度肠化生。综合以上症状及检查，认为此证仍属脾胃虚寒，治宜温中补脾、行气软坚。治方仍宜理中汤合香砂六君子汤加减。

处方　炮姜 10g，太子参 25g，炒白术 10g，甘草 4g，木香 10g，枳实 10g，枳壳 10g，陈皮 10g，元胡 12g，丹参 15g，三七块 6g，煅瓦楞子（先煎）30g，浙贝母 15g。

7 剂，水煎服，服如原法。

四诊　患者胃脘痞满减轻，胃痛已止，仍感乏力，多食或进食粗糙、坚硬食物则胃脘胀满，食不消化，余症仍在。前药已收初效，但因患者胃病多年，近日又增 CAG 且伴肠化生，患病日久，宜用行补治法，平补缓消，久久为功，乃在前方基础上加用黄芪 15g、莪术 8g 益气化瘀，扶正逐邪，因临近春节，患者欲多带中药返回原籍过年，遂予中药30 剂，并附底方，嘱其服完药后若无不适，叩依此方继续服用。

五诊　2019 年 3 月 4 日，患者由晋返京继续治疗。自诉前后服药约 70 余剂，胃脘痞满、疼痛等症未再发作，食欲渐增，疲倦感消失，舌淡，齿痕变浅。至此患者已无临床症状，但 CAG 病属顽疾，劝其继续服药 3 个月以期痊愈，遂在前方中更加牡蛎 30g以增强软坚散结之力。

六诊　患者 2019 年 6 月 22 日持胃镜与病检结果来诊，显示胃黏膜萎缩消失，肠化生消失，CAG 已获痊愈。嘱其停服中药汤剂，改服附子理中丸、香砂六君子丸 3 个月以巩固疗效，防止复发。

按语　患者初病时诊为慢性浅表性胃炎，患病已 5 年之久，因胃痛、胃胀、吐酸而来就诊。询知患者胃部喜热恶冷，热熨、揉按后减轻，好发于午夜时分，此属脾胃虚寒；又兼疲乏无力、食欲不佳、舌淡苔薄白，此为脾胃气虚。综合上述症状，该病当属脾胃阳、气俱虚，治当温中散寒、益气补脾以治其本，兼施抑酸止痛以治其标，方用理中汤温阳散寒，香砂六君子汤益气除胀，乌贝散抑制胃酸，元胡活血止痛。患者服后胃脘疼痛、胀满、吐酸等症得以减轻，因患者急于返回原籍工作，遂依原方嘱其连续服药 30剂以求巩固疗效。8 年之后，其人自诉由于饮食不节胃病复发，又来诊治。经检查诊为CAG 伴有轻度异型增生。其人主症为胃脘胀满，时有疼痛，胃脘怕冷喜热，乏力消瘦，又且胃黏膜变薄，呈灰白色，均属脾胃阳虚症状，治疗应以温中补脾为法；但因伴有肠化生，故加用软坚散结之品予以治疗。治方仍选理中汤合香砂六君子汤加用元胡、丹参活血散瘀，瓦楞子、浙贝母软坚散结。四诊时患者胃脘痞满、疼痛等局部症状显著减轻，唯余食少纳呆、疲乏无力等中气不足症状，乃加黄芪益气补虚，增莪术活血化瘀，以期逆转肠化生。五诊时患者原有症状几近消失，但考虑到 CAG 患者胃黏膜和腺体萎缩，以及肠化生难以在短期内逆转，故加牡蛎增强软坚散结之力，并嘱其连续服药 3 个月，以期尽快恢复。六诊时，患者已陆续服药 70 余剂，原有临床症状消失，但考虑到 CAG 的难治性，乃嘱其继续服药 3 个月后复去医院做胃镜和病理检查，发现胃黏膜萎缩业已消失，异型增生也已逆转，CAG 遂告痊愈。为防复发，乃改汤为丸，连服 3 个月以善其后。

3. 治标实，驱六邪，逐邪勿忘固本

如前所述，CAG 病机多属本虚标实，虚实夹杂。清代医学家唐容川在《血证论》中指出"正虚之处，便是容邪之所"，此因虚怯之地，易为邪侵，而 CAG 患者本属正气不足，脾胃虚弱，抗邪无力，以致邪气内侵，实邪停留，形成本虚标实之证。

有鉴于此，乔模教授在总结个人临床体会的基础上，借鉴国内名中医治疗 CAG 病例的经验，进一步提出 CAG 患者"标实"证候主要表现为六种类型，即寒邪直中、热邪内侵、肝气横逆、宿食内积、湿邪郁滞、瘀血停留，称之为"标实六证"。具体而言，若脾胃内

虚，御邪无力，外寒内侵，或饮冷食寒，则会形成脾虚兼寒证，临证又增胃脘冷痛、喜热畏寒、痛喜热熨等症；若脾胃内虚，邪热内侵，则会形成脾虚夹热证，复见口干口渴、溲赤、舌红苔黄等症；如若脾胃先虚，土虚木横，就会导致脾虚肝郁证，可见急躁易怒、口苦目眩、胸胁胀满等症；如若脾胃虚馁，运化失司，宿食停滞，则会形成脾虚夹食证，常见食少纳呆、胃脘胀痛、口臭苔厚等症；又若脾胃虚弱，失于运化，湿邪停留，则会导致脾虚夹湿证，又见脘痞身重、恶心呕吐、舌苔厚腻诸症；如若脾气内虚，气不行血，瘀血停留，则会形成脾虚夹瘀证，可见胃脘刺痛不移、拒按、舌紫等症。

依据"实则泻之""急则治其标"的原则，治疗 CAG 标实证自宜采用"泻"法，即使用攻逐邪气的方法治其标实证候。譬如治疗兼夹寒实者，可酌加良附丸温散寒邪；兼夹热郁者，宜加半夏泻心汤清泻郁热；兼夹肝郁者，宜加柴胡疏肝散疏散肝郁；兼夹瘀血者，可加用自拟元丹汤（元胡、丹参、莪术）活血止痛；兼夹食积者，宜加保和丸消食化滞；兼夹湿滞者，可加藿香正气汤化湿运脾。

需要强调的是，本病标证属于实证，一般应采用"泻"法攻逐邪气，但因 CAG 毕竟属于本虚标实之证，由于正气本虚，因而在治疗标实证攻逐邪气之时，用药切勿过于猛浪峻烈以免重伤脾胃，误犯"虚虚"之戒，致使疾病迁延难愈。因此在治疗标实证时，主要采取两种治法：一是先治其标，一俟标实之邪得以缓解，则应加用补脾固本之品；二是标本同治，补泻并施，此法虽然起效较慢，但用药平和，中规中矩，对于年老体弱之人较为适宜。

病案 3　脾虚湿热型慢性萎缩性胃炎案

初诊　李某，63 岁，广西农民。2016 年 6 月 17 日就诊。

患者素有胃病病史，3 年前在原籍经检查诊为 CAG，轻度异型增生。近 1 年来，胃脘疼痛、痞满增重，在原籍治疗效果不显，遂先后赴北京、哈尔滨等地寻医治疗仍未见效，遂来医院就诊。

患者自诉胃脘疼痛、痞满胀闷明显，食欲欠佳，胃脘灼热，但食冷痛增，胃喜揉按，口干不渴，身体消瘦，小便色黄，大便质黏，舌淡苔黄厚腻，脉象沉弱。此属脾胃虚寒，失于健运，以致停湿化热。治当先治其标（湿热内蕴），缓治其本（脾胃虚寒），治用半夏泻心汤加藿香正气汤加减。

处方　黄芩 6g，黄连 6g，干姜 6g，法半夏 10g，党参 12g，藿香 12g，佩兰 12g，紫苏梗 10g，陈皮 10g，茯苓 10g，炒苍术 10g，草豆蔻 10g，厚朴 10g，白豆蔻 10g，枳壳 10g，元胡 12g，三七块 6g。

7 剂，水煎服，日 1 剂，早晚分服。

二诊　7 剂药尽，胃脘疼痛、胃部灼热有所减轻，仍感胃脘痞满，食欲欠佳，小便色黄，舌苔黄厚而腻。药已起效，但湿热之邪仍然深重，应增加清热化湿之力以祛除湿热邪气，故在前方基础上增加黄连、藿香、佩兰用量，加用草果以观后效。

处方　黄芩 6g，黄连 10g，干姜 6g，法半夏 10g，党参 12g，藿香 15g，佩兰 15g，紫苏梗 10g，陈皮 10g，茯苓 10g，炒苍术 10g，草豆蔻（打）10g，厚朴 10g，白豆蔻 10g，枳壳 10g，元胡 12g，三七块 6g，草果 10g。

14 剂，煎服法同前。

三诊　胃脘疼痛明显减轻，胃部痞胀及灼热感亦减，食欲改善。询其小便色转清白，大便不黏，苔色微黄、薄腻，显示脾胃湿热之邪虽已大减，但微邪仍存，乃遵前方去辛温燥烈之草豆蔻、草果，继服 14 剂。后其子来告：患者胃痛、胃胀基本治愈，食欲增加，但患者急于回家收割庄稼，已返回广西。遂告知其子 CAG 症状虽减，但脾胃虚寒仍未治愈，恐其日后有复发之虞。

四诊　患者 1 个月后，果然胃痛、胃胀又发，来京复诊。询知患者除胃脘疼痛、胀满之外，尚兼胃纳不佳，胃部怕冷，疲乏无力，小便清白，舌淡苔薄白等症，显示本病湿热之邪已除，脾胃虚寒症状明显，乃以理中汤与香砂六君子汤合方加减，温胃补气以治其本虚之证。

处方　太子参 25g，炒白术 10g，茯苓 10g，生甘草 4g，木香 10g，陈皮 10g，厚朴 10g，枳壳 10g，炒麦芽 20g，炮姜 5g，元胡 10g，丹参 15g，生牡蛎（先煎）30g。

30 剂，煎服法同前。

五诊　药后胃脘疼痛、胀满未发，疲乏稍减，食欲稍有改善，胃部怕冷症状亦减，余无它症。患者已无明显症状，但欲彻底治愈 CAG 尚需假以时日，虑其在京住宿不便，急于返回广西，遂在前方基础上改太子参为 30g，增莪术 6g，先服 30 剂，后患者电话告知疲乏、胃冷症状已愈，嘱其继续服药 5 个月，经胃镜及病理检查，胃黏膜未见异常，轻度异型增生消失，CAG 已获痊愈。

按语　患者 2016 年 6 月被诊为 CAG，数年间患者多次往返广西、北京、哈尔滨等地寻医治疗罔效。窃思该患之所以难以取效系因本病证属寒热错杂、正虚标实，因此在辨证、施药方面均较复杂。细审本案症状，患者主症为胃脘疼痛、胀满，但又兼有两方面突出症状：①脾胃湿热症状：患者具有胃脘灼热，口干尿赤，舌苔黄腻等症。②脾胃虚寒症状：患者食冷痛增，胃喜揉按，舌淡，脉象沉弱。因此本案证属脾胃虚寒，湿热内蕴。但综合其症状可知，胃痛、胀满症状较甚，标实明显，治当"急则治其标"，先以治疗标实证——脾胃湿热为主，俟胃痛、胀满减轻后，再治本虚证——脾胃虚寒证。因此一诊时首先选用半夏泻心汤加藿香正气汤加减清化湿热，兼以护胃益气。药后湿热稍减；二诊时加重黄连、藿香、佩兰用量，加用草果，以加强清热化湿之力，俾胃痛胀满、灼热诸症得以减轻，故三诊时仅余些许湿热，乃嘱其继服上方 14 剂，后胃痛、胀满、胃中灼热均愈，患者本应继续治疗脾胃虚寒证，但患者急于返回原籍而中断治疗，乃至 1 个月后胃痛、胃胀又发。但从患者症状观之，此次病发已无湿热等标实症状，纯属脾胃虚寒，故四诊时改用理中汤合香砂六君子汤加减以温胃补气治其本虚之证——脾胃虚寒。五诊时胃痛、胃胀消失，仍有胃脘怕冷、疲乏无力症状，此为脾胃气虚未复，乃增太子参至 30g，更加莪术以活血化瘀，以冀异型增生得以逆转。经服半年之久，经胃镜及病检发现萎缩与异型增生消失，数年之顽疾终获痊愈。

回顾本案治疗过程，可谓非常复杂曲折。患者为治疗本证，多次往返广西、北京、黑龙江三省市，然病情未见减轻，推测主要有以下两种情况：一是患者既有胃中灼热、舌苔黄腻等湿热之症状，又见胃脘怕冷、舌质淡白等脾胃虚寒证候，治疗时采用清热化湿治法，忽略了脾胃虚寒的一面，因而重伤脾胃之阳，胃痛胃胀不止，是故不愈；二是见到胃脘怕冷、气短乏力、舌象淡白，认为本证病机是以脾胃虚寒为主，因而偏于温中益气，忽略了湿热内蕴的治疗，因此难以取效。乔教授在治疗本病时，患者自诉胃脘疼痛、胀满，加之胃脘灼热、苔黄而腻，似乎本病一派湿热症状，但看到舌体淡白，继而细询患者得知尚有胃脘怕冷、喜热喜按等虚寒证，确认本证是以湿热标证为急，脾胃虚寒本证为缓，由此确立了治疗本病的治略思想，即首先治疗标实证——脾胃湿热，继则缓图其本治疗脾胃虚寒证，从而取得了显著效果。

病案 4　脾虚肝郁型慢性萎缩性胃炎案

初诊　孟某，女，57岁，退休工人。2005年7月23日就诊。

患者2002年初因长期胃脘痞满、食欲不佳，体重下降，经医院检查，诊断为 CAG，伴有中度异型增生。3个月前因参加所谓"理财"活动被诈骗钱财而致心情烦闷，胸胁胀痛，自觉有气自胁肋部窜至右肩胛部疼痛，急躁易怒，叹息连连，口苦咽干，胃脘胀满疼痛，不思饮食，言语亢奋，观其舌淡边有齿痕，舌苔薄白。此属脾胃气虚、肝郁乘脾。治宜疏肝散郁为主，兼以补脾益气。治用柴胡疏肝散、金铃子散合四君子汤加减。

处方　柴胡10g，白芍8g，醋香附10g，川楝子10g，青皮8g，枳壳10g，郁金10g，元胡10g，莪术6g，党参10g，白术10g，茯苓10g，生甘草5g。

7剂，水煎服，日1剂，早晚分服。

二诊　7剂药尽，患者自觉胸胁胀痛及胃脘胀满稍减，心情急躁稍有缓和，口苦亦减，但右肩胛部疼痛未见减轻，胃纳不佳，言语平静。此为诸证稍减，但肝气郁结所致之右肩胛部疼痛仍存，故在前方中加预知子、三棱、三七块，增加青皮、莪术用量继服。

处方　柴胡10g，白芍8g，醋香附10g，川楝子10g，青皮10g，预知子10g，枳壳10g，郁金10g，元胡10g，莪术8g，三棱8g，三七块6g，党参10g，白术10g，茯苓10g，生甘草5g。

7剂，煎服法同前。

三诊　患者药后复诊，自诉胸胁胀满消失，右肩胛部疼痛已愈，心情平复，唯觉胃部胀满，食欲不佳，疲乏无力，遂减去三棱、青皮、预知子，加太子参20g、枳实10g、炒麦芽20g，继服7剂。

四诊　胸胁胀满、肩胛部疼痛未发，急躁、叹气、口苦等症消失，胃脘胀满亦减，饮食少增，仍觉疲乏无力，此为脾胃气虚之象，乃于前方中去川楝子、郁金等疏肝行气之品，增太子参至30g以补益中气。因其胃部伴有中度肠化生，加用生牡蛎30g（先煎）、丹参20g软坚化瘀。观其症状渐趋平稳，嘱其连服15剂。

五诊　药后患者胃脘胀满已愈，食欲增加，疲乏稍减。效不更方，嘱其连服上方30剂，若无不良反应，可再连续服药4个月，以巩固疗效，希冀 CAG 能有明显改善。

六诊　患者5个月后复诊，原有症状皆消除，嘱其做胃镜及病理检查，胃镜报告显示：胃黏膜萎缩消失，轻度肠化生，治疗已获显效，鼓励其继续服药，以期彻底治愈。

　　按语　患者本有CAG，近日又因被骗钱财而致肝气膹郁，出现心情烦闷、胸胁胀痛、肩胛疼痛、急躁易怒、太息口苦、言语亢奋；因兼脾胃气虚，又见胃脘痞满、食欲不佳、体重下降、舌淡齿痕等症。就其初诊症状分析，该病证属肝郁脾虚，本虚标实。因其标证急重，自应"急则治其标"，先治其标证肝气郁滞，辅以治疗脾气虚弱之本，因此一诊时以疏肝解郁为主，兼以补脾益气的治疗原则，选用柴胡疏肝散、金铃子散加四君子汤加减进行治疗。药后患者胸胁胀痛、胃脘痞满，急躁易怒等肝气郁滞症状得以稍减，但右肩胛部胀满疼痛却未见减轻，此为肝气郁结，气血瘀滞，横窜经络所致，故在前方中加用预知子、三棱、三七，又增青皮、莪术用量，以期尽快减轻患者痛苦。三诊时患者胸胁胀满、右肩胛部疼痛均已治愈，心情已然平复，唯觉胃部胀满，食欲不佳，疲乏无力，病属肝气郁结基本去除，而脾虚气滞仍在，遂弃用疏肝行气之青皮、预知子、三棱，增加太子参补脾益气，以治正虚之本，加用药力峻猛的枳实消痞除胀，炒麦芽以助健运。患者药后胃脘胀满亦减，饮食少增，仍感疲乏无力，此乃罹病日久，脾胃气虚之证仍存，故于前方中去川楝子、郁金等疏肝耗气之品，增太子参至30g以峻补中气，更加用生牡蛎、丹参软坚化瘀，以期去除胃部肠化生。五诊时患者胃脘胀满已愈，诸症均减，唯有疲乏症状较为明显，此为脾胃气虚之候，且因本病属于癌前病变，本就正虚日久，且又伴有肠化生，绝非旦夕可图，尚需假以时日，久服缓治，徐复脾胃已虚之气。嘱以上方连服5个月之久，经胃镜与病检显示：胃黏膜萎缩消失，轻度异型增生，已获显著疗效。因患者久服汤药不便，遂改汤为丸，鼓励其继续服用香砂六君子丸，以期彻底治愈。

4. 疗肠化，祛增生，辨证施治为先

　　慢性胃炎患者如若误治失治，迁延不愈，往往就有转变为胃癌的危险。现代医学研究证明，CAG患者胃黏膜由于长期、反复受到损伤或慢性炎症（如幽门螺杆菌感染、胆汁反流等）的刺激，就会导致胃黏膜腺体破坏，继而出现肠化生和异型增生，而且增生的细胞结构紊乱，具有异型性，产生恶变倾向，导致胃癌的发生，这也就是慢性浅表性胃炎逐渐转变成胃癌的常见过程，常用"慢性浅表性胃炎—慢性萎缩性胃炎—肠化生—异型增生—胃癌"这一程式进行形象的表达。

　　由于目前西药对于CAG尚无确切有效的治疗药物，所以患者往往寻求使用中医药进行治疗。现代研究表明，中医药确实能够通过增强胃黏膜屏障、调节胃肠运动、阻止胆汁反流、抗幽门螺杆菌感染、调节免疫功能等机制，促使已萎缩的腺体恢复和异型增生的逆转，因而治愈或减轻胃黏膜萎缩、异型增生和肠化生的程度，就可以阻断或减少癌症的发生。

　　目前使用中药逆转肠化生和异型增生的临床报道呈现多样性。有采用辨证分型论治者，有用固定方药进行治疗者，有以基本方结合辨证分型治疗者，有以辨证与辨病相结合者。而从乔模教授个人在临床实践中治疗肠化生的经验来看，认为在辨证分型论治的思想指导下，适当选用相应的具有逆转效果的药物效果更为显著。由于CAG多属脾虚邪实，因此乔模教授在治疗胃黏膜萎缩、肠化生和异型增生时擅用补脾益气法、补脾活血法、补脾化湿法、补脾解毒法进行治疗，取得了显著疗效。

（1）补脾益气法

中医学认为"脾为后天之本""水谷之海，六腑之大源"，若脾胃之气旺盛，气血津液充足，自可营养脾胃本身及五脏六腑。而若脾胃之气亏虚或脾阳不足，则会出现胃脘胀满、疼痛，食少纳呆，消瘦乏力等症。又从 CAG 患者胃镜所显示的胃黏膜变薄，黏膜颜色苍白、固有腺体减少等微观辨证来看，亦属脾胃气虚或虚寒症状，故应采用补脾益气或温中益气法治疗，方选香砂养胃汤、理中汤、香砂六君子汤、黄芪建中汤加减治疗。现代研究证明，黄芪、太子参、白术、茯苓、生薏苡仁等中药都具有提高胃壁屏障防御功能、逆转异型增生和肠化生的作用，从而可以防治胃黏膜癌前病变。以黄芪为例，该药本是补益中气的重要药物，而现代药理研究认为黄芪所含的黄芪多糖能提高机体非特异性免疫、体液免疫和细胞免疫，提高 NK 细胞的活性，增强单核吞噬细胞系统的吞噬功能，增加病原微生物诱生干扰素的能力，因而能够增强胃黏膜的修复和防御功能。又如临床常用的补脾药物白术具有补益中气、燥湿健脾的功效，其所含的白术丙酮可以抑制胃酸分泌，升高胃液 pH，减少胃蛋白酶分泌量，并对其活性有抑制作用，因而可以用来预防胃黏膜损伤、调节胃肠运动。再如茯苓不仅能够补益脾胃，利水渗湿，该药中的茯苓聚糖还可以提高胃黏膜抵抗力，增强免疫功能，中间代谢产物茯苓次聚糖对小鼠肉瘤 s180 的抑制率达到 96.88%，对胃癌具有很好的防治作用。实际上，现代药物研究发现，绝大多数补气药物均具有不同程度的提高非特异性免疫功能的作用。由此可见，很多具有补脾益气功效的药物不仅可以提高"脾主运化"的功能以改善 CAG 所引起的胃脘胀满等症状，还可以修复萎缩的胃黏膜、提高胃壁屏障防御功能、增加固有腺体，逆转肠化生。

病案 5　脾胃虚寒型慢性萎缩性胃炎案

初诊　徐某，男，32 岁，个体经营者。2014 年 3 月 14 日就诊。

患者自诉胃脘疼痛时发时止 10 余年。病发时购买复方铝酸铋片、温胃舒等药物服用，痛止后即停止服药。今年初开始胃痛增剧，上腹胀满，局部喜温喜按，食欲不佳，面色㿠白，日渐消瘦，疲乏无力，舌淡边有齿痕，苔薄白。经北京友谊医院胃镜检查显示：CAG，轻度异型增生；病理切片示：胃黏膜呈灰白色。证属脾胃虚寒，治宜温中补脾，理气止痛。方用理中汤、香砂养胃汤加减。

处方　木香 10g，砂仁（打）9g，陈皮 10g，厚朴 10g，炮姜 6g，生黄芪 15g，党参 10g，炒白术 10g，茯苓 10g，甘草 4g，元胡 12g，三七块 6g，炒麦芽 30g。

7 剂，水煎服，日 1 剂，早晚分服。

二诊　患者胃脘疼痛、胀满有所减轻，但仍觉心口部位隐痛、痞满，食欲不佳，此属药已中病，但一者有病重药轻之嫌，症状未能尽除；二者 CAG 患者一般病程日久，难以骤除。故仍以前方为基础，更加枳实 10g 消除胀满、莪术 8g 活血止痛。

7 剂，煎服法同前。

三诊　患者药后胃痛、胀满已愈，食欲渐增，唯感疲乏无力，难以坚持日常工作，此为中气匮乏，精力不振，乃在前方中增加黄芪至 30g，加用太子参 15g 以补益中气；又因枳实、莪术均为破气活血之品，为防止耗伤正气，故改用枳实 8g、莪术 6g 巩固疗

效。仍予 7 剂，以观后效。

四诊 患者乏力大减，食欲尚佳，胃痛、胀满未发，因 CAG 伴有胃黏膜和腺体萎缩以及异型增生，故此病程较长，乃在前方基础上加用生牡蛎 30g、丹参 20g，嘱其连服 30 剂，若无不良反应可继服上方 3 个月。

五诊 患者 4 个月后来诊，胃部症状基本未发，即便时有胃部隐痛，患者仍然继续服药则胃痛消失，坚持服药至今，经三甲医院胃镜检查显示：未见胃黏膜萎缩，异型增生消失，乃告痊愈。

按语 本例患者因患 CAG，并伴有轻度异型增生，且具有胃脘疼痛，胀满痞闷，局部喜温喜按，疲乏无力，舌淡边有齿痕，胃镜又现胃黏膜灰白等脾胃虚寒症状，治宜温中补脾，理气止痛，方选理中汤、香砂养胃汤加用黄芪、元胡、三七。因辨证准确，患者药后胃脘疼痛、胀满均已减轻，唯余胃脘隐痛、痞满，故在前方基础上加用枳实、莪术除胀消痞、活血止痛。三诊时该患胃痛、胀满已除，唯感疲乏无力，此属脾胃气虚较甚，乃在前方中增加黄芪用量至 30g，更加太子参 15g 以峻补中气；又因胃痛胀满症状已减，故减少枳实、莪术用量，以免耗伤正气。四诊时患者诸症均愈，但虑及 CAG 属于顽疾沉疴，异型增生亦非旦夕可愈，因此在前方基础上加用生牡蛎软坚散结，丹参活血化瘀，服用 4 个月后经胃镜及病理检查，显示胃黏膜萎缩及异型增生均已消失，CAG 竟获痊愈。

（2）补脾活血法

在临床治疗中，脾虚血瘀型 CAG 患者除可见到脾虚症状外，还可见到胃脘刺痛、痛处不移、疼痛拒按，舌象青紫，胃镜下观察可见黏膜血管显露，脉络迂曲，呈现为暗红色或青紫色，尚见胃黏膜腺体萎缩，呈颗粒状或结节状隆起增生、息肉和小的结节等均为血瘀的病理产物，故在治疗时除使用补脾药物之外，还应加用活血化瘀之品。现代研究证明，三棱、莪术、三七、丹参、元胡、炮山甲、王不留行、龙葵等活血化瘀中药通过改善胃黏膜血液循环、抑制组织异型增生、消除炎症、镇痛、调节免疫等作用机制，从而改善临床炎性症状、逆转胃黏膜萎缩和异型增生。又如丹参具有较好的改善胃黏膜血液循环，促进胃黏膜修复再生的作用，从而使异型增生减轻或消失，CAG 逆转。而丹参提取物二氢丹参酮在高效、快速杀灭幽门螺杆菌的同时，不仅可以破坏生物膜，同时可以杀灭附着在生物膜上的细菌，起到对幽门螺杆菌"连根拔起"的作用。再如炮山甲、王不留行具有活血化瘀，软坚散结的功效，其与元胡、木香、白术等药物的协同使用，可以提高机体免疫功能，改善局部循环，促进胃黏膜的萎缩腺体再生，修复病变上皮，从而达到较好的疗效。此外，莪术、桂枝等活血化瘀药物能够扩张血管，调节外周循环，降低血黏度，加速红细胞电泳，使血液流动改善，变细胞聚集为分散，抑制肿瘤细胞的增长。因此许多活血化瘀中药具有恢复萎缩的胃黏膜及腺体、逆转异型增生和肠化生的作用。因此在治疗此类患者时，乔教授习惯用丹参、元胡、莪术、三七治疗 CAG 有关萎缩、异型增生等病变。

病案6　脾虚血瘀型慢性萎缩性胃炎案

初诊　王某，男，56岁，江苏来京个体经营者。2015年6月12日就诊。

患者罹患CAG10余年，因饮食不节常常引发胃痛、胃胀、呃逆等症，近日经北京友谊医院胃镜及病理检查，显示胃黏膜中度萎缩，黏膜下静脉迂曲增粗，局部黏膜隆起，伴有重度异型增生。自诉胃部刺痛、拒按，痛处不移，容易疲乏，食欲欠佳，多食胃胀，呃逆频作，尤以睡眠时腹胀加重。其人消瘦，面色㿠白不华，舌淡边有青紫色斑痕，舌下静脉粗短。中医辨证属于脾胃气虚，瘀血阻滞。法当补益脾胃，化瘀止痛。治用失笑散加香砂六君子汤加减。

处方　蒲黄（包）10g，五灵脂10g，元胡10g，三七块6g，黄芪20g，炒白术10g，茯苓10g，甘草4g，木香10g，陈皮10g，厚朴10g，枳壳10g。

7剂，水煎服，日1剂，早晚分服。

二诊　患者复诊自诉胃脘疼痛、胀满减轻，但仍见呃逆频发，疲乏无力，胃纳不佳。药已初效，但胃气上逆明显，遂在上方基础上加用自拟旋覆代赭刀蒂汤。

处方　蒲黄（包）10g，五灵脂10g，元胡10g，三七块6g，黄芪20g，炒白术10g，茯苓10g，甘草4g，木香10g，陈皮10g，厚朴10g，枳实10g，旋覆花（包）12g，代赭石（先煎）30g，法半夏10g，乌药15g，柿蒂12g，刀豆子15g。

7剂，水煎服，日1剂，早晚分服。

三诊　胃脘疼痛、胀满、呃逆均未发，仍觉疲乏无力，食欲欠佳。患者胃部症状明显改善，但舌边仍有青斑，仍属瘀血阻滞，脾胃亏虚，乃在前方基础上去掉降逆止呕的旋覆花、代赭石、半夏等，加用黄芪至30g、炒麦芽15g、焦山楂15g以补气健脾。

处方　蒲黄（包）10g，五灵脂10g，元胡10g，三七块6g，黄芪30g，炒白术10g，茯苓10g，甘草5g，木香10g，陈皮10g，厚朴10g，枳实10g，炒麦芽15g，焦山楂15g。

7剂，煎服法同前。嘱其服后若无不良反应，可依此方继续服用。

四诊　患者依前方继续服用30剂后，胃脘疼痛、胀满、呃逆消失，乏力减轻，舌面瘀斑减少，舌下静脉变细，此属瘀血已减，但瘀血仍存，脾虚未复，遂在三诊处方基础上减去蒲黄、五灵脂，加用丹参20g，莪术6g，继服1个月，并嘱患者若无不良反应，可继服上方，以图治愈CAG。

五诊　患者8个月后来诊，自诉诸症悉愈，体重增加约有20斤，遂在原籍江苏某医院进行胃镜和病理切片检查，显示慢性炎症消失，萎缩的腺体恢复，重度肠化生减轻为轻度肠化生，已收显效。因患者急于返回原籍江苏工作，继续服用中药煎剂不便，遂嘱其将前方改为免煎冲剂继续服药半年，且每半年需做一次胃镜及病理检查，以期彻底治愈。

按语　本例患者患胃病多年，中医认为"久病入血""久病入络"，患者久病不愈，本有瘀阻胃络之嫌，而见胃脘刺痛、痛处不移，黏膜下静脉迂曲增粗，局部黏膜隆起，舌边有青紫色斑痕，舌下静脉粗短，均为瘀血阻滞之症。"久病多虚"，故本例患者症见多食胃胀，常感疲乏无力、身体消瘦，舌淡且边有齿痕，又属脾胃气虚之象。故从中

医理论分析当属脾胃气虚、瘀血阻滞。治当活血化瘀、补脾益气，方选失笑散加香砂六君子汤加减治疗。二诊时患者胃脘疼痛、胀满已减，但仍有呃逆频发，疲乏无力，纳谷不香等脾虚气逆症状，故在前方基础上加用自拟旋覆代赭刀蒂汤补脾降逆。三诊时胃脘疼痛、胀满、呃逆均已治愈，唯余疲乏无力、食欲欠佳等脾虚症状，故而改用黄芪为30g，加用炒麦芽、焦山楂以补气健脾。四诊时患者胃痛、胀满、呃逆等症均已消失，疲乏减轻，但舌面仍有瘀斑，此属瘀血仍存，脾虚未复，遂在前方中减去蒲黄、五灵脂，加用具有逆转肠化生作用的活血化瘀药物丹参、莪术，嘱其长期服用，以期尽快治愈CAG。岂料患者竟连服此方8个月之久，且自诉诸症悉愈，体重增加，遂自行在江苏原籍某医院进行胃镜和病理检查，显示慢性炎症消失，萎缩的腺体恢复，重度异型增生转为轻度异型增生，按照我国CAG治疗标准属于显效。为图彻底治愈，乃改汤药为冲剂，嘱其继续服药，以冀痊愈。

（3）补脾化湿法

叶天士指出："胃痛久而屡发必有凝痰聚瘀。"一般CAG是由慢性浅表性胃炎久治不愈发展而来，因此多属正虚邪实。由于脾主运化，若脾胃气虚，水湿失于运化，则形成脾虚湿滞证。该证除见一般脾虚症状外，尚可见到胃脘痞满、疼痛、呃逆、嗳气，身体倦怠，肢体沉重，大便黏腻，面色萎黄、晦暗，舌淡苔腻等症。在治疗方面，乔模教授一般喜用香砂六君子汤合自拟藿佩二陈汤治疗。现代研究证明，具有芳香化湿功效的藿香、佩兰、茵陈、砂仁、陈皮以及土茯苓、白鲜皮等药物具有提高免疫功能，增强胃肠蠕动，促进胃肠排空，抑制幽门螺杆菌生长，从而使胃黏膜萎缩、异型增生发生逆转的作用。

病案7 脾胃阳虚湿滞型慢性萎缩性胃炎案

初诊 郗某，男，64岁，司机。2015年7月12日就诊。

患者因工作关系，长期以来难以按时就餐，多年来常常发生胃脘疼痛，随意购买一些药物治疗一下仍然坚持工作。7年前因疼痛频繁发作，遂去三甲医院做胃镜及病理检查，诊为CAG，轻度异型增生，方引起患者重视，遂寻余治疗。患者胃部隐痛，喜热畏寒，胀闷痞满，不欲饮食，面色萎黄不华，大便黏滞，身体消瘦，舌淡边有齿痕，苔厚白腻。病属脾胃虚寒、湿邪壅滞。治宜芳化湿邪、温中补脾。

处方 藿香12g，佩兰12g，炒苍术10g，法半夏10g，草豆蔻（打）10g，茯苓10g，陈皮20g，白豆蔻10g，厚朴10g，炮姜6g，太子参10g，炒白术10g，炒麦芽30g，元胡10g，三七块6g。

7剂，水煎服，日1剂，早晚分服。

二诊 患者胃部隐痛减轻，仍觉胃脘胀满，大便黏滞，舌苔厚白腻。此属胃寒已减，脾虚湿邪仍存，应增加化湿行气之品，乃于前方中加用草果10g，石菖蒲10g，改用藿香、佩兰各为15g，继服14剂。

三诊 药后患者胃痛已止，胀满痞闷减轻，大便微黏，饮食稍增，舌苔微厚白腻。前方已效，但因湿邪其性黏滞，迁延难愈，唯有假以时日，缓消渐化，徐徐图治。予前

方中更增藿香、佩兰为各 20g，继服 14 剂。

　　四诊　患者来诊时胃脘疼痛未发，胀满痞闷大减，神情愉悦，舌苔薄白微腻，食欲基本恢复，但多食仍感胀满，此为湿邪大减，余邪未清，脾虚未复。为防芳化太过，反伤胃阴，故于前方中减藿香、佩兰各为 10g，改草果为 8g，并加用太子参为 25g 以补益脾气，恢复其运化湿邪功能，嘱其继服 14 剂。

　　五诊　患者胃痛、胃胀一直未发，食欲增加，面色白润，舌淡苔薄白，但多食或进食寒凉食物时仍感隐痛或胃胀，继服前方后疼痛、胀满已愈。为图彻底治愈 CAG，嘱患者服中药 30 剂，其后患者每月来院取药 30 剂，先后服用前方 90 剂，患者自行前往原确诊 CAG 的三甲医院复查，经胃镜及病理检查显示：未见萎缩的黏膜，轻度异型增生消失，CAG 已告痊愈。患者因恐 CAG 复发，自行继服原方 6 个月后停药，追踪 2 年未见复发。

　　（4）补脾解毒法

　　补脾解毒法适用于脾虚而兼夹热毒的 CAG 患者。由于脾胃虚弱，失于运化，常致宿食、水湿等邪停留，以致气机壅滞，郁而化热，胃体失养，导致黏膜萎缩，腺体减少，并发异型增生或肠化生，形成萎缩性胃炎。治宜补脾解毒。此种证型的 CAG，除用补脾益气的中药治疗外，尚需加用清热解毒的药物进行治疗。常用中药如黄连、黄芩、蒲公英、半枝莲、白花蛇舌草、败酱草、土茯苓、苦参、龙葵等。现代研究证明，上述清热解毒中药具有不同程度的提高机体免疫力、抗损伤、抗氧化的作用，可使胃黏膜萎缩程度减轻，抑制和逆转异型增生和肠化生，从而防止胃癌发生。

病案 8　脾虚热毒型慢性萎缩性胃炎案

　　初诊　杨某，男，48 岁，商场经理。2005 年 7 月 12 日就诊。

　　患者 1998 年因胃痛经胃镜检查诊断为慢性浅表性胃炎。其后因工作关系常常应酬饮酒或进食辛辣、肥腻食物引发胃痛。迨至 2005 年 7 月因过量饮酒后再次引发胃胀、胃痛，不思饮食，经检查诊为 CAG，伴有重度异型增生，遂来山西中医学院就诊。患者主要症状为：胃脘灼热疼痛、胀满，胃纳欠佳，口干口渴，疲乏无力，体形消瘦，小便色黄，舌红苔黄微腻，舌边有明显齿痕。证属脾胃气虚，胃中蕴热，微兼湿邪。治宜清胃解毒，补脾益气，芳化湿邪。治用半夏泻心汤加香砂六君子汤加减。

　　处方　黄芩 6g，黄连 8g，干姜 6g，蒲公英 10g，太子参 15g，炒白术 10g，茯苓 10g，生甘草 4g，木香 10g，陈皮 10g，白豆蔻 10g，厚朴 10g，元胡 12g，三七块 6g，藿香 10g，佩兰 10g，炒麦芽 20g。

　　7 剂，水煎服，日 1 剂，早晚分服。

　　二诊　患者来诊时自诉胃脘疼痛、胀满减轻，仍感口渴，乏力，小便色淡黄，舌红苔微黄腻。药已中的，症状减轻，但脾虚热毒虽减犹存，又虑及过用寒凉恐伤胃阳，又且患者尚有异型增生，故于前方中将黄连用量减为 6g，更加土茯苓 15g、丹参 15g 解毒散结，继服 14 剂。

三诊 患者胃脘疼痛已止，仍感胃脘胀满，口中不渴，胃纳稍增，小便色清，疲乏无力，舌红苔薄白。观其脉症，患者热毒渐去，湿邪已除，仍余脾胃气虚，乃于前方中减去黄芩、藿香、佩兰，增加太子参用量至 25g，加用枳壳 10g，改黄连为酒黄连 6g，继服 30 剂。

　　四诊 患者自诉胃痛、胀满症状消失，口中和，知饥纳可，小便色清，舌质微红，苔薄白。可知患者原有症状悉除，唯虑异型增生及腺体萎缩难以骤除，遂在前方中更加白花蛇舌草 15g，嘱其连服 4 个月，经胃镜和病理检查显示胃黏膜及腺体萎缩恢复，仍有轻度异型增生，已获显效。乃嘱其将前方改为免煎冲剂继服半年，以期痊愈。

　　按语 该患者因工作中应酬过多，长期饮食不节，"饮食自倍，肠胃乃伤"，以致脾胃气虚，引发脘腹胀满，食欲不佳，疲乏无力，体形消瘦，舌边齿痕；过食辛辣，热壅毒聚，故见胃脘灼热疼痛、口干口渴、小便色黄、舌红苔黄。舌苔微腻者，系因脾虚湿蕴，湿邪停留。治当清胃解毒，补脾益气，芳化湿邪。治用半夏泻心汤合香砂六君子汤加减治疗。二诊时患者胃痛、胀满减轻，仍感口渴，乏力，尿黄，舌红苔微黄腻，此为病情虽减，但脾虚湿滞，热毒仍存之故，又恐前方寒凉伤脾，故于前方中将黄连用量减为 6g。因需继续治疗异型增生，乃加土茯苓 15g、丹参 15g 解毒散结。迨至三诊，患者胃脘疼痛已止，但仍感胃脘胀满，不渴溺清，胃纳稍增，乏力依然，舌红苔薄白，此属湿邪尽除，热毒渐去，唯余脾胃气虚，乃于前方弃用黄芩、藿香、佩兰，增加太子参至 25g 补脾益气，加用枳壳 10g 行气除满。因舌质仍红，余热未清，故改黄连为酒黄连续清余热。待到四诊时患者原有症状悉愈，唯虑异型增生难以治愈，故在前方基础上更加白花蛇舌草 15g，一来巩固疗效，防止原症复作，二来加用白花蛇舌草配合方中土茯苓、丹参、三七增强逆转异型增生的功效。据乔教授个人经验及临床报道，治愈轻度萎缩和异型增生至少需要半年以上时间，故嘱其再连续服用 4 个月（共计服药 6 个月），复经胃镜与病理检查，胃黏膜固有腺体萎缩得以恢复、重度异型增生变为轻度，已获显效。因患者工作较忙，难以继续服用中药，嘱其将前方改为免煎冲剂继服半年，冀收全功。

二、法仲景、崇东垣 力挽疑难杂症

1. 尊经重典，法师仲景

　　《金匮要略》与《伤寒论》作为中医经典著作，文辞古奥，义理幽微，组方严谨，用药精专，不但具有重要的理论意义，而且用以指导临床诊疗工作往往效如桴鼓，立竿见影。乔教授作为我国著名研究张仲景学术大师刘渡舟先生的研究生和嫡传弟子，近 50 年来潜心对《金匮要略》与《伤寒论》进行了深入的理论研究和临床探索，应用仲景学术和经典方剂治愈了许多疑难杂症，积累了丰富的临床经验。

病案 9 脾虚水逆型癫痫案

初诊 黄某，男，18 岁，高二学生。2008 年 10 月 7 日就诊。

患者因经常发生腹痛、抽搐、自觉小腹有物上冲，继则不省人事，于 3 年前曾在北京协和医院诊治，脑电图等检查显示痫样放电，诊断为腹型癫痫。现患者平均每周发作 3～4 次，多于夜间睡梦中或上课时发作，每次抽搐发作持续 2～3 分钟。因多方医治无效，经人介绍专程前往附属医院请乔模教授诊治。

经诊断发现，患者癫痫发作前常有腹痛发生，腹部异常怕冷，且腹部受凉后便自觉腹中有水样物上冲心胸引起胸部憋闷，口吐涎沫，随即不省人事。患者常觉左颞部头痛，口干不欲饮，饮后脘腹不适，胃有振水声，小便短少。患者表情呆滞，反应迟缓，疲乏无力，体形消瘦，舌质淡边有齿痕，苔薄白水滑，脉沉滑无力。据其父母代诉，发作时尚可见到肢体强直、口吐白沫等症，自诉每遇腹部受冷及过度劳累时癫痫尤易发作。综合以上症状分析，该病属脾阳虚寒，停水上逆，上干清窍。治宜补脾温阳，利水平冲，息风止痉。方用理中汤、五苓散合旋覆代赭汤加减。

处方 党参 15g，炒白术 10g，茯苓 20g，生甘草 5g，炮姜 6g，桂枝 8g，猪苓 10g，泽泻 10g，旋覆花（包）12g，代赭石（先煎）30g，紫苏梗 12g，法半夏 10g，生姜 5g，厚朴 10g，枳壳 10g，乌药 10g，川芎 10g，天麻 10g，钩藤（后下）10g，全蝎 6g，元胡 10g，三七 6g。

14 剂，水煎服，日 1 剂，早晚分服。

二诊 服完上方后，癫痫每周发作 1～2 次，腹痛、腹冷稍减，头痛已除，胃中振水声减轻，但仍感腹部不适，时觉有物上冲，口干不欲饮水，疲乏无力。其证仍属脾胃虚寒，水饮上逆，中气亏虚。治疗应遵前法温胃益气、化饮降逆、息风止痉。遂在前方基础上，去党参改用太子参 30g、全蝎 8g，加用蜈蚣 3g，以增强补气息风之力，继服 1 个月。

三诊 药后癫痫平均隔周发作 1 次，腹痛、腹冷明显减轻，但仍觉腹中有物上冲，又因近日感冒，自觉发热、微恶风寒、鼻流浊涕，观其舌边尖色红，苔白滑，脉滑无力。此系脾胃虚寒，水饮上逆，外兼风热。治宜温脾益气，化痰息风，疏散风热。于上方中加用金银花 10g、连翘 10g、薄荷（后下）10g，先服 7 剂。因其家住外地，嘱其服完 7 剂，外感风热症状愈后，当去金银花、连翘、薄荷，余药续服 1 个月。

四诊 患者自诉药后癫痫偶有发作，但症状轻微，次数减少。唯小腹偶痛，小便增多，小腹微感畏寒，腹部偶有跳动感，仍感乏力，头目不清。此为脾胃虚寒、水饮上逆虽已减轻，但余邪未清，仍有水饮上扰清窍之候，遂改用茯苓至 30g，加用远志、石菖蒲、郁金各 10g 渗利水饮、除湿开窍，嘱其继服 2 个月。

五诊 癫痫鲜有发作，头目清晰，唯感腹部时有不适。因该生已进入高考临考阶段，难以来院就诊，嘱其将上方改汤剂为丸剂，丸重 9g，每服 1 丸，每日 3 次，继续服用上方 3 个月。高考完毕后患者与其母来院复诊，自诉癫痫未再发作，遂嘱其在山西中医学院附属医院复查脑电图，显示痫样放电消失，余症均不明显，且该生经长期治疗后感觉

头目清晰，理解和记忆能力提高，高考成绩达到录取分数线，已被正式录取。因其已无明显症状，治疗已获显效，嘱其停药。

按语 癫痫是一种反复发作性神志异常病症，中医认为其发病常与情志怫郁、痰浊上犯、脑部外伤、外邪入侵、饮食不当、劳累过度等因素有关，但以痰邪作祟尤为多见。本例患者因症见腹冷腹痛，疲乏无力，此系脾胃阳虚所致。口吐白沫，少腹动悸，当属水饮上逆。因此本证当属《金匮要略》所称"痰饮"为患，病属脾胃虚寒，停饮上逆，上扰清窍。治用《伤寒论》一书所载理中汤温阳补气。五苓散以温阳益气，利水降逆，取张仲景所说"假令瘦人脐下有悸，吐涎沫而癫眩，此水也，五苓散主之"之意。另加旋覆代赭汤者，乃因此方具有降逆平冲，补脾化饮之功。故以三方合用治疗本病颇为合宜。更加天麻、钩藤、全蝎者，意在增强息风止痉功效。故二诊时，患者癫痫发作次数逐渐减少，腹痛减轻，头痛亦止。但因其仍有胃中振水声、少腹痰饮上冲、疲乏无力等症，故改党参为太子参30g，加用蜈蚣3g，并增加全蝎用量，以增强峻补中气、息风止痉之效。三诊时因患者偶感风热而有发热、微恶风寒、鼻流浊涕、舌边尖红等症，此属风热袭表，乃加金银花、连翘、薄荷解散风热。迨至四诊时患者病情明显好转，唯觉小腹偶有跳动感，时感腹痛、腹冷，仍觉乏力，头目不清。仍属脾胃虚寒、水饮上逆，余邪未除，遂加用茯苓至30g，更加远志、石菖蒲、郁金化浊开窍，癫痫本属顽疾，又且水饮缠绵难愈，故嘱其连服2个月。五诊时因该学生癫痫症状未发，其余诸症轻微，且忙于参加高考，遂改汤为丸，继服3个月。其后患者来诊，告知已顺利参加完高考，值得庆幸的是该患不但癫痫未发，而且分数已达高考录取线，实出意料之外，心中为之庆幸。为巩固疗效，嘱其再做脑电图检查，结果已属正常，癫痫终告基本治愈。

病案10 脾虚水泛型肾病综合征案

初诊 王某，男，19岁，高三学生。1998年3月就诊。

患者罹患肾病综合征2年，全身浮肿，曾在某三甲医院住院治疗4个月有余，症状有所减轻，但出院后不久复发，现血浆蛋白40g/L，血沉50mm/h，尿蛋白（++++），现服用雷公藤多苷片60mg/d，泼尼松60mg/d等西药，目前被迫休学就医。患者头面、四肢（尤以下肢）浮肿明显，下眼睑形如卧蚕，按压下肢胫骨处皮肤有明显凹痕，体形肥胖，面色㿠白。患者原本喜爱足球运动，现因患病神疲乏力，自诉步行上楼返回五层家中亦感困难，食欲不佳，舌淡形胖苔水滑。根据患者临床表现，从中医理论分析当属《金匮要略》"水气病"之"皮水"范畴，病属脾气虚弱，停水泛溢，治宜补脾益气、利水消肿，方用防己茯苓汤加异功散加减。

处方 防己12g，茯苓20g，猪苓10g，泽泻10g，桂枝6g，党参10g，生白术10g，陈皮15g，生黄芪25g，生甘草4g。

7剂，水煎服，日1剂，早晚分服。

二诊 7剂药尽，患者自诉眼睑、下肢浮肿有所减轻，乏力依旧，食欲不佳。细思前方，利水渗湿之力尚可，补脾益气之力不足，乃在前方中加用太子参20g、焦神曲30g，

继续服药 20 剂。

三诊　患者全身浮肿明显减轻，疲乏无力症状亦有改善，精神状态显著好转，食欲增加，但进行理化检查，血浆蛋白、尿蛋白未见明显改善，考虑系因患者脾气虚弱，失于固摄之故，乃于前方中更加炒芡实、莲子肉各 30g，太子参加至 30g。为防峻补、固摄药物致脾胃气机壅滞影响食欲，复加枳壳 15g。继服 30 剂。

四诊　患者复诊告知眼睑浮肿已经消失，下肢傍晚仍有轻微浮肿，唯感轻度疲乏，但已能自行上下五楼，且血浆蛋白指标已转正常，尿蛋白（++）。效不更方，于前方基础上加用山萸肉 20g，金樱子 20g，继服 30 剂。

五诊　药后患者下肢浮肿业已消失，精力恢复，已不感疲乏，尿蛋白转阴，患者自诉学校已经批准复学，投入高考复习。为防肾病综合征复发，嘱其将前方改汤为丸，丸重 9g，每服 1 丸，日服 3 次以巩固疗效。

按语　肾病综合征是一种概括了多种肾脏病理损害所致的大量蛋白尿以及伴随发生的一组临床症候群，治疗起来颇为棘手。本例患者初诊时主要症状为头面、四肢浮肿及疲乏无力，舌淡形胖苔水滑，证属脾气虚弱，运化失司，停水泛溢，属于中医"皮水"范畴，治宜补脾益气、利水消肿。《金匮要略》云："皮水为病，四肢肿，水气在皮肤中，四肢聂聂动者，防己茯苓汤主之。"故用防己茯苓汤合异功散加白术、猪苓、泽泻治疗。二诊时眼睑、头面、下肢浮肿有所减轻，但乏力依旧，胃纳欠佳。此属脾胃气虚所致，治当峻补脾胃之气，故于前方中加用太子参、焦神曲。三诊时患者全身浮肿症状明显减轻，乏力症状好转，食欲渐增，但理化检查指标未见改善，仍属脾气虚弱，气虚不固，乃于前方中加用炒芡实、莲子肉，增加太子参用量为 30g 以增补气固摄之力。四诊时患者眼睑浮肿消失，但仍有下肢轻度浮肿，疲乏以及尿蛋白阳性，仍属脾虚不摄，乃于前方中更加山萸肉、金樱子固脾涩精，连服 30 剂后患者浮肿消失，精力充沛，血浆蛋白指标正常，尿蛋白转阴，患者已经复学，治疗至此已近 3 个月，已属基本治愈。为防肾病复发，乃将前方改为丸剂，继续服用以巩固疗效，冀收全功。

病案 11　津亏邪袭型柔痉案

初诊　张某，女，56 岁，工程师。1996 年 11 月 26 日初诊。

患者平素体弱，秋冬时节每易感冒。近 2 年来每感风寒时，不但有感冒症状，而且渐觉左侧面部麻木、拘挛逐渐加重，言语不利，渐渐发展至左侧上、下肢麻木拘挛，不能随意运动，动则汗出，身体疲惫。

患者近日感冒又发，低热（37.5℃），背部两肩胛之间微恶风寒，吃饭及饮水后身有微汗，且左侧面部及同侧上、下肢肌肉麻木拘挛不仁，颈项僵硬，难以顾盼，面色苍白，神疲乏力，舌淡苔薄白，脉象浮缓无力。曾用解热镇痛类药物治疗，自觉发热症状当时减轻，继而发热又起，余症依旧，言语含混不清。舌红干而少津，脉浮缓无力。此属柔痉，系因津液不足，风邪袭表，筋脉失养所致。治宜疏散风邪、生津养液、舒缓筋脉。

处方 栝蒌桂枝汤加荆芥、防风、地龙、全蝎、僵蚕。

方药：桂枝 10g，白芍 10g，生姜 3 片，大枣 6 个，炙甘草 6g，天花粉 20g，荆芥 10g，防风 10g，地龙 10g，全蝎 8g，僵蚕 10g。

3 剂，水煎服，日 1 剂，早晚分服。

二诊 患者自诉药后已不发热，微微汗出，左侧肢体麻木、拘挛症状减轻，唯面部仍感拘紧、麻木，颈项部僵硬感减轻。前方已效，痉症已然改善，但因津液未复，筋脉失养而致面部、左侧肢体麻木、拘挛，颈项微感僵直。仍以前方为基础，减去荆芥、防风以免发汗太过，重伤津液，继进 7 剂。

三诊 患者药后左侧肢体麻木拘挛症状已愈，面部及颈项部微感拘挛，乃在二诊方药基础上，加用葛根 10g、蜈蚣 3g 以疏风升津、息风缓脉，继服 6 剂后余症遂愈。

按语 对于柔痉一病，张仲景在《金匮要略》中称："太阳病，其证备，身体强，几几然，脉反沉迟，此为痉，栝蒌桂枝汤主之。"文中所述柔痉病机、症状与本案病机颇为符合。本例患者症见发热、微恶风寒，微汗出，脉浮缓，为风邪袭表症状。面部及四肢拘挛、颈项僵直为津液亏虚，筋脉失养所致。因而本证病机为素体津液不足，复感风邪，筋脉失养。治应疏风生津、濡养筋脉。故选栝蒌桂枝汤加减治疗。方中桂枝汤加荆芥、防风疏散风邪；天花粉、白芍生津养液；地龙、全蝎、僵蚕息风止痉。全方合收疏散风邪、生津养液、舒缓筋脉之功。二诊时因中风表虚证基本解除，唯余肢体麻木、拘挛，面部肌肉拘紧、麻木，颈项部僵直等筋脉挛急症状，此属津液不足，虚风内动，仍以前方为基础，减去荆芥、防风以免发汗太过重伤津液，继服 7 剂以滋养津液、调和营卫、息风止痉。三诊时仅余面部及颈项部微感拘挛未除，乃在二诊方药基础上加用葛根 10g、蜈蚣 3g 以增疏风生津，息风缓脉之效，继服 6 剂后遂获痉愈。

病案 12 脾虚血枯型慢性萎缩性胃炎合并闭经案

初诊 高某，女，42 岁，高中教师。2014 年 7 月 11 日就诊。

患者罹患胃病多年，常因胃部受凉、饮食过多而引发胃痛、胃胀，半年前经北京友谊医院胃镜检查显示胃黏膜呈灰白色，黏膜变薄，透见黏膜下青紫色细小血管；病理切片检查发现胃黏膜重度异型增生，诊断为 CAG。近日因调整工作，除完成高三年级数学教学工作之外，还兼任班主任，由于工作繁忙常常不能按时进餐，引发胃脘疼痛，脘腹胀满，局部喜温喜按，胃纳欠佳，体形消瘦，常觉疲乏无力，面色萎黄不华，舌淡、边有两处紫斑，苔薄白。病属脾胃虚寒，血虚瘀阻。治宜温胃益气、养血化瘀。方用理中汤、香砂养胃汤加当归、元胡、丹参加减。

处方 炮姜 6g，太子参 25g，炒白术 10g，茯苓 10g，生甘草 4g，当归 15g，木香 10g，陈皮 10g，砂仁（打）10g，厚朴 10g，元胡 12g，丹参 15g。

14 剂，水煎服，日 1 剂，早晚分服。

二诊 药后胃脘疼痛减轻，疲乏略有好转，食欲欠佳，月经量少愆期，脘胀明显，触之如鼓。《素问·异法方宜论》认为"脏寒生满病"，自忖患者脾胃虚寒，失于运化，气机阻滞，故致胃脘胀满，触之如鼓。朱丹溪在《本草衍义补遗》中称枳实功可破气消痞，具有"冲墙倒壁"之效，可见其破气除胀之力雄浑峻猛，故于前方中加用枳实 10g 以消除胃脘胀满之症，连服 14 剂。

三诊　患者复诊告知胃脘胀满减轻，胃痛未作，仍感疲乏无力，但月经 2 月未行，疑为经闭，因胃脘疼痛、胀满均已减轻，介绍其往妇科治疗闭经。

四诊　3 个月后患者又至就诊，告知已去妇科治疗闭经 3 个月，医师使用活血化瘀药物治疗后月经依然未见来潮，因担心延误 CAG 的治疗，复来要求将胃病和经闭合并治疗。细询患者月经详情，得知患者经闭之前数月已有经行量少，且经期逐月后延，经行小腹疼痛，色紫多块等症状。窃思患者本属脾胃虚寒，易致气血生化乏源，经血量少而致经闭；又因"气为血帅"，患者脾胃气虚，气不行血，瘀血停留导致经闭不行。虑及前方本有温中补气、养血化瘀作用，只是原方重于温中补气，轻于养血化瘀，破血功效力有不逮，故宜增强破血通经之力即应获效，乃于前方中加用抵当丸方，增加太子参、当归用量至各 30g。

处方　炮姜 6g，太子参 30g，炒白术 10g，茯苓 10g，生甘草 4g，木香 10g，陈皮 10g，砂仁（打）10g，厚朴 10g，水蛭 10g，虻虫 6g，酒大黄 9g，桃仁 10g，当归 30g。

7 剂，煎服法同前。

五诊　患者服完 7 剂药后因月经仍然未至，但无身体不适感觉，遂自行陆续加服原方 14 剂后月经乃行。因其人闭经初愈，胃病症状未发，故在前方基础上去抵当丸方，加用丹参 20g、元胡 12g、生牡蛎 30g，患者药后自觉胃部舒适，月经正常，疲乏症状消除，胃纳增加，遂先后持续服用 10 月有余，经胃镜及病理检查，胃黏膜萎缩恢复，重度异型增生转为轻度增生，已获显效，经闭未发。

按语　患者罹患胃病多年，半年前诊为 CAG，伴重度异型增生，初诊时症状为胃脘疼痛、胀满，局部喜温喜按，食少体瘦，疲乏无力，面色萎黄，舌淡、边有两处紫斑，显系脾胃虚寒，血虚瘀阻。治宜温中补气、养血化瘀。故用理中汤合香砂养胃汤温中补气、行气除胀，加用当归、元胡、丹参养血化瘀。二诊时胃脘疼痛已减，疲乏好转，但胃脘胀满症状明显，因枳实破气除满功效突出，故加用枳实。三诊时胃脘胀满消失，胃痛未作，但患者经闭 2 个月，遂转往妇科治疗。患者于妇科治疗 3 个月后罔效，复回门诊寻诊，窃思患者原有 CAG，证属脾胃虚寒；气血本虚，后又加患闭经，且数月前已有经行量少色淡，月经愆期，经行腹痛，色紫多块等症状，病属血虚夹瘀，系因 CAG 确与经闭有关。CAG 本属脾胃虚寒，气血虚少，推动乏力，以致瘀血停留，导致经闭的发生，遂将两病同治，乃在前方中加用抵当丸方，更增太子参、当归用量，温补气血、破瘀通经。患者服药 3 周气血复健，瘀阻得去，月事乃行。因恐过用破血之剂耗气伤血，导致出血过多，故在前方基础上去抵当丸方，加用丹参、元胡、生牡蛎活血软坚继续治疗 CAG 及异型增生，患者持续服药 10 个月后经胃镜及病理检查示胃黏膜萎缩恢复，伴有轻度异型增生，已获显效。

病案 13 外风内热型间质性肺炎案

初诊 陈某，女，58 岁，工程师。2005 年 7 月 13 日就诊。

患者自诉于半年前开始有类似感冒症状，身体发热，恶风，头痛，咳嗽，气短，胸闷，乏力等。经某三甲医院诊断为间质性肺炎，遂入院治疗，曾使用肾上腺皮质激素、抗生素、免疫抑制剂等常规疗法治疗 3 个月未效。后又转至某三甲中医院使用中医药治疗仍未见效果，遂来附院寻诊。

患者现症身热（体温 38.5℃），恶风，身有微汗，鼻流清涕，咳嗽少痰，痰色呈淡黄色，不易咳出，说话时气短，活动后气喘、胸闷，面色微红，小便色黄，舌红以边尖处为甚，苔薄白，脉象浮数。经实验室检查患者白细胞未见增高，血沉加快，X 线片发现患者右下肺纹理增重，CT 检查可见双肺下野网络状阴影，确诊为间质性肺炎。按照中医理论辨证，病属外感风邪，肺经郁热，治宜疏散风邪，清肺化痰。方选桂枝汤合麻杏石甘汤加减。

处方 桂枝 6g，白芍 8g，生姜 3 片，甘草 5g，大枣 6g，荆芥 10g，防风 10g，炙麻黄 4g，生石膏（先煎）23g，杏仁 10g，前胡 10g，桑白皮 10g，桔梗 10g，鱼腥草 25g，土茯苓 25g。

7 剂，水煎服，日 1 剂，早晚分服。

二诊 患者药后复诊，发热减轻（体温 38℃），已不恶风、流涕，咳嗽减少，仍微微汗出，咳吐少量淡黄色稠痰，胸闷，气短，乏力，舌红脉数。此为风邪表证已去，邪热郁肺仍存，肺气已虚，故于前方中去桂枝汤、荆芥、防风，加用地骨皮、太子参继服。

处方 炙麻黄 4g，生石膏（先煎）23g，杏仁 10g，前胡 10g，桑白皮 10g，桔梗 10g，鱼腥草 25g，土茯苓 25g，地骨皮 20g，太子参 15g。

7 剂，煎服法同前。

三诊 患者自诉体温继续下降（体温 37.5℃），咳嗽次数减少，咳吐少量白色痰液，仍感气短、乏力，活动时胸闷，舌质微红，苔薄白，脉象微数无力。患者肺热亦减，气虚仍然明显，胸闷症状较为明显，故在前方中加用生薏仁 20g、栝蒌皮 15g、地龙 10g，增加太子参用量为 25g，继服 14 剂。

四诊 药后患者复诊，体温降至正常，咳嗽、吐痰症状消失，稍有气短、胸闷，微感乏力，业已恢复工作，舌质微红，脉象沉弱。此属肺热已清，肺气虚弱，乃在前方中减去麻杏石甘汤，加白前 10g，继续服用 14 剂。药后患者来电告知，气短、胸闷症状消失，因患者酷喜游泳，现已能每日参加游泳锻炼，余无它证。后追访患者病情，得知患者退休后移居国外，至今已 10 余年，每日坚持锻炼，间质性肺炎未再复发。

按语 间质性肺炎是以肺泡壁为主要病变引起的一组疾病群，临床主要症状常见活动性呼吸困难、咳嗽、胸闷、乏力等，且患者会出现肺泡炎症性病理改变，极易导致肺纤维化，是一种难治性疾病。患者现症为发热，恶风，微汗，鼻流清涕，当属风邪袭表；咳嗽痰少，痰色淡黄，面色微红，小便色黄，舌红以边尖处为甚，脉象浮数则属肺有蕴热；气短、乏力又属肺气不足，故中医辨证应属外感风邪，肺经郁热，兼有气虚。本病既有本虚，又有标实，根据"急者先治"原则，当先治疗标实证候，治法先以疏散风邪，清肺化痰为主，兼益肺气。正如《伤寒论》中所说："太阳病，头痛，汗出，恶风，桂枝汤主之""汗出而喘，无大热者，可与麻黄杏仁甘草石膏汤"，此证属风热外袭、肺有郁热，故应选用桂枝汤加麻杏石甘汤治疗为宜。因其人咳嗽有痰，又且间质性肺炎由于炎症渗出物较多极易形成肺纤维化，导致气喘、胸闷，故加用鱼腥草、土茯苓、前胡、桑白皮、桔梗清热解毒、利湿祛痰，以预防或减轻日后后遗症的发生。二诊时患者太阳中风表虚证已愈，但仍有发热，咳吐黄痰，胸闷，气短，乏力，舌红脉数等症，此为邪热郁肺、正气已虚之候，故方中去桂枝汤、荆芥、防风，加用地骨皮、太子参清肺益气。三诊时患者体温又降，咳嗽减轻，咳吐少量白痰，显系肺热已减；仍感气短，乏力，胸闷者，乃气虚未愈之故，同时为进一步预防间质性肺炎后期因炎症渗出导致纤维化和胸闷气喘，复加用生薏仁、栝蒌皮、地龙，并增加太子参用量以增强补气利湿、降气平喘之效。四诊时患者体温正常，咳嗽、吐痰症状已愈，仅余气短、胸闷，轻微乏力，且已能恢复工作，但因其人舌质微红，属于肺气虚弱，余热未清，治宜补益肺气，兼清余热，故在前方中减去麻杏石甘汤，加白前继服。药后患者气短、胸闷症状基本消失，余无它证。且因患者酷喜游泳，已能每日坚持锻炼以恢复体力。其后连续追访至今已10余年，其人每日坚持锻炼，间质性肺炎未再复发。

2. 崇尚东垣，治重培土

作为金元四大家之一的著名中医学家——李东垣对中医脾胃学说的发展做出了卓越的贡献。他将《黄帝内经》中有关脾胃的理论与临床实践紧密结合，提出了"内伤脾胃，百病由生"以及"养生当实元气""欲实元气，当调脾胃"的观点，形成了独树一帜的理论——脾胃内伤学说，并创立了许多独特的治疗方法如补中益气、升阳散火、升阳除湿、益气活血、内托消肿等，特别是"甘温除热"法则，标新立异，独树一帜，开创了中医历史上的著名学派——"补土派"（脾胃学派），对后世产生了巨大的影响。乔教授在从事中医临床工作的53年生涯中，由于主要从事脾胃病的治疗，因此对李东垣所著《脾胃论》颇有研究，获益良多，并运用"脾胃内伤理论"治疗了许多疑难杂症，取得了显著疗效。

病案 14　脾虚湿阻型肾炎案

初诊　焦某，男，45岁。1977年4月12日就诊。

患者半年前曾患轻度胃下垂。近1周以来，晨起上眼睑浮肿，傍晚小腿胫骨部皮肤按压凹陷明显，疲乏无力，食少纳呆，胃脘胀满，口中黏滞，身形消瘦，舌淡苔白厚腻。血压 120/70mmHg。经尿检发现：尿蛋白（++），管型（++），潜血（+++）。诊断为慢性肾小球肾炎。中医辨证当属中气下陷，湿邪阻滞。治当升阳益气、芳香化湿。方选补中益气汤合藿香正气汤加减。

处方　生黄芪 15g，党参 10g，炒白术 10g，升麻 6g，柴胡 6g，焦神曲 20g，藿香 15g，佩兰 15g，紫苏梗 10g，法半夏 10g，茯苓 10g，陈皮 15g，白豆蔻（打）15g，厚

朴 10g，车前子（包）10g，白茅根 30g。

14 剂，水煎服，日 1 剂，早晚分服。

二诊 患者药后眼睑、下肢浮肿，胃脘胀满有所减轻，食欲稍增，舌苔色白微薄腻，余症依旧。患者水湿稍减，脾虚仍存，尿检潜血仍在，于前方中加用草豆蔻（打）10g、仙鹤草 20g，继续服用 14 剂。

三诊 患者眼睑浮肿消失，下肢仍有轻微浮肿，胃脘胀满已不明显，食欲稍增，但仍旧疲乏无力，舌淡苔薄白。尿检显示：尿蛋白（+），管型（+），潜血（++）。患者胃中无形湿邪已去，但有形之水饮尚未尽除，脾胃之气仍然虚羸，故于前方中去厚朴，改用藿香 10g、佩兰 10g，增加生黄芪用量为 30g，增加升麻、柴胡用量至各 8g，并加用炒芡实 10g、山萸肉 10g。继服 14 剂。

四诊 患者药后下肢浮肿消除，眼睑浮肿未发，胃纳增加，乏力稍减，舌质转为微红，舌苔薄白，此属湿邪已去，脾胃气虚未复，乃于前方中更加太子参 20g，继服 14 剂。

五诊 患者服药之后，已无疲乏无力症状。嘱其再做尿常规检查，结果显示：尿中管型、潜血均为阴性，唯独尿蛋白尚未转阴，嘱其继续服用前方 30 剂，并注意日常调养。患者药尽后复查尿常规各项指标已属正常，遂告痊愈。

按语 慢性肾炎与胃下垂均系难治之病，非但病情复杂，而且缠绵难愈。此例患者因眼睑、下肢浮肿明显就诊，经尿常规检查发现蛋白、管型、潜血均为阳性，故诊为慢性肾小球肾炎。又兼乏力、食少、脘胀、口黏、消瘦，舌淡苔白厚腻等症，且于半年前因胃部不适被诊断为轻度胃下垂，故中医辨证当属中气下陷，湿邪阻滞。遂仿照李东垣升阳除湿法治以升阳益气，化湿利水。方选补中益气汤合藿香正气汤加减。因其浮肿较甚，加之尿中又有潜血，特别加用车前子、白茅根利水止血。又因当前病机之中水湿重于脾虚，根据"急则治其标"原则当以化湿利水为先，故方中利水化湿之剂重于补脾之品，以免产生"闭门留寇"之弊。二诊时患者眼睑、下肢浮肿均减，胃脘胀满亦有改善，且食欲稍增，舌苔变为色白微薄腻，表明药已中的，水湿之邪有所减轻，但水湿仍存，脾虚依旧，乃于前方中加用草豆蔻、仙鹤草增强化湿止血之效。及至三诊时，患者浮肿明显减轻，唯余下肢浮肿，疲乏无力，尿中蛋白、管型、潜血均已减轻，此属胃中无形湿邪已去，有形水饮尚未尽除，中气下陷依旧，治疗当以升阳举陷为主，化湿利水为辅，故于前方中减去厚朴，减少藿香、佩兰用量，重用生黄芪，增加升麻、柴胡用量，并加用炒芡实、山萸肉共奏升阳补气、收涩固精之功。四诊时患者浮肿业已消除，胃纳增加，唯余乏力未去，证属脾湿已去，中气仍虚，乃于前方中更加太子参以增补中益气之力。五诊时患者已无乏力症状，尿检显示尿中管型、潜血均已转阴，唯独尿蛋白未能尽愈，乃嘱其继服前方 30 剂，并嘱其做好日常调养，药尽之后复查各项指标已属正常，乃告痊愈。

病案 15 气虚阴火型口腔溃疡案

初诊 赵某，女，48 岁，本院职工家属。1998 年 5 月 21 日就诊。

患者 2 年前罹患口腔溃疡，虽经中、西医多方治疗，但仍频频发作，始终未能根治，痛苦莫名。近日口腔溃疡再次发作，口腔内侧黏膜处及唇舌部有 7 处溃疡，平时疼痛隐隐，接触温热食物时疼痛加剧，溃疡大者如黄豆，中间凹陷，上覆白色假膜，局部有轻度灼热感，溃疡边缘凸起，呈淡白色。细询患者发现口腔溃疡常在过度劳累时发作，患者体形消瘦，面色㿠白无华，常感疲乏无力，食欲欠佳，多食胃胀，小便色淡黄，舌淡尖边红，舌边有齿痕，苔薄白。病属中气下陷、阴火上升。治疗仿东垣内托消肿法之意，方选补中益气合五味消毒饮加减。

处方　生黄芪 25g，党参 10g，白术 10g，生甘草 5g，当归 20g，升麻 8g，柴胡 8g，金银花 10g，连翘 10g，野菊花 10g，地丁 10g，陈皮 20g，枳壳 20g，厚朴 10g。

7 剂，水煎服，日 1 剂，早晚分服。

二诊　患者服药后，自觉疼痛略减，溃疡局部灼热感消失，胃脘胀满明显减轻，小便色清，疲乏感稍有改善。说明热毒已有消减，中气下陷有所改善，乃于前方中加用蜂房 8g，以增攻毒止痛之效，继服 7 剂。

三诊　患者溃疡疼痛已不明显，只是在进食时略有痛感，溃疡上覆白膜干瘪，溃疡面已显著缩小，舌尖边已不发红，食欲也有明显改善，但仍觉疲乏无力。病情已有显著好转，中气下陷症状较为突出，遂在前方基础上增加生黄芪用量至 30g，更加太子参 20g，继服 7 剂。

四诊　患者溃疡面已经收口，局部亦无痛感，胃胀、乏力症状基本消除，嘱其改服补中益气丸加复方金银花颗粒，连服 7 天以巩固疗效，防止复发，并嘱其勿食辛辣食物及鱼虾，多食新鲜蔬菜、水果，后接患者反馈，告知口腔溃疡未再复发。

按语　本案病例罹患口腔溃疡 2 年，虽经中、西医多方治疗但疗效欠佳，且频频发作，痛苦不堪，诊断为复发性口腔溃疡。患者就诊时症状多端，然细析患者症状，大体上可以分为两端：一组症状属于热毒为患，症见溃疡局部自觉灼热，遇热加剧，小便色淡黄，舌尖边色红；另一组症状属于中气下陷，症状表现为溃疡中间凹陷，上覆白色假膜，溃疡周边凸起，呈淡白色，疼痛隐隐而非剧痛，加之体形消瘦，面色㿠白，溃疡好发于劳累过度或工作繁忙时之际，加之疲乏无力，食欲欠佳，且舌淡边有齿痕。综合以上分析，此证当属中气下陷、阴火上升。故治疗之时仿照李东垣内托消肿法之意，方用补中益气汤合五味消毒饮加减。因药证相符，二诊时患者自觉疼痛略减，局部灼热感消失，小便不黄，胃脘胀满减轻，疲乏感亦有改善。此为热毒已减，而中气下陷之候仍存。但因患者疼痛症状较为明显，故于前方中加用蜂房以增强攻毒止痛之效，希冀改善溃疡疼痛症状。三诊时患者溃疡疼痛已不明显，且溃疡上覆白膜干瘪，溃疡面积明显缩小，舌尖边红色减退已如常人，可见其人热毒已消，但仍觉疲乏无力，此为中气下陷所致，乃于前方中增加黄芪用量至 30g，加用太子参 20g 以增强补中益气之力。迨至四诊时患者溃疡已然收口，局部亦无痛感，胃胀、食少、乏力等症亦除，此为患者热毒已清、中气下陷亦复之象。为防止复发，乃嘱其改服补中益气丸与复方金银花颗粒巩固疗效，防止复发。后经追访得知口腔溃疡未再复发，羁绊患者 2 年之久的顽疾终获痊愈。

病案 16 气虚瘀阻型舌謇案

初诊 洪某，男，56岁，高级工程师。2020年11月9日就诊。

患者半年前感觉舌尖发麻，麻木部位逐渐增大，现已发展至大约三分之二舌体麻木，语言表达已感困难，本人无脑栓塞、脑中风病史。自诉日常工作比较劳累，近年来常感疲乏，语声低微，面色萎黄不华，面部肌肉略显下垂，身体肥胖，血压正常，舌体胖大、略有颤动，舌体两侧各有一块0.5cm紫斑，舌下静脉粗大，舌色淡白，脉象沉弱。证属气血两虚，瘀阻络脉。仿东垣升阳活血法之意，治当补中益气，活血通络。方选补中益气汤合补阳还五汤化裁。

处方 生黄芪25g，党参10g，炒白术10g，炙甘草5g，升麻8g，柴胡8g，当归25g，赤芍10g，川芎10g，桃仁10g，红花10g，天麻12g，钩藤（后下）12g，地龙10g，皂角刺8g。

7剂，水煎服，日1剂，早晚分服。

二诊 患者自觉舌体麻木已有减轻，疲乏亦有好转，余症同前。从患者症状观之，病情似有改善，但舌体瘀斑未见减少，舌下静脉仍然粗大，瘀阻络脉仍较明显，故于前方中加用水蛭6g、土鳖虫10g以增活血通络之效，继服7剂。

三诊 药后患者舌体麻木大有好转，舌体瘀斑及舌下静脉瘀阻现象亦有改善，但舌体麻木面积未见明显缩小，仍感疲乏无力。自忖本方活血通络之力已较峻猛，应增强补气、息风之力，遂加用太子参20g、白僵蚕10g、全蝎6g、蜈蚣3g。继服7剂。

四诊 患者感觉舌体麻木症状已减少至舌尖部，舌边紫斑减少，疲乏症状亦有改善。患者自诉原有神经衰弱，感觉若晚间失眠严重则翌日舌体麻木加重，反之则会减轻，窃思患者夜不能寐，必然增重中气虚弱，故应加用养心安神药物以增强睡眠效果，乃于前方中加用磁石（先下）30g、炒酸枣仁30g、柏子仁30g，连服14剂。

五诊 药后患者失眠症状好转，舌麻基本消失，尤其可喜的是言语表达较为清晰，疲乏无力症状好转，舌边紫斑面积缩小，舌下静脉明显变细。至此因患者已服汤剂35剂之多，自觉久服汤剂不便，乃将前方改为冲剂继续服用1个月，舌麻症状消失，幸得痊愈。

按语 患者半年前已觉舌尖发麻，且随着时间的推移麻木部位逐渐增大，现已发展至大约三分之二舌体麻木，言语表达困难，又且工作时常感疲乏，语声低微，面色萎黄，面部肌肉下垂，舌体胖大，舌色淡白，脉象沉弱，均属中气下陷之证，而舌有瘀斑，舌下静脉粗大则属瘀血阻络所致。故本证属于气血两虚，瘀阻络脉，虚风内动。治仿东垣升阳活血法之意补中益气，活血通络，息风止痉。方选补中益气汤合补阳还五汤加减。方中以补中益气汤补气升陷，补阳还五汤补气养血通络，皂角刺、天麻、钩藤、地龙通络息风。二诊时患者舌体麻木、疲乏无力等症竟然均已有所减轻，病情已有好转，但瘀斑未减，舌下静脉仍然粗大，瘀阻络脉仍较明显，故于前方中加用水蛭、土鳖虫以增活血通络之效。三诊时患者舌体麻木大有好转，舌体瘀斑及舌下静脉瘀阻也有改善，但舌体麻木面积未见明显缩小，仍感疲乏无力。此为气虚、风动之象，故加用太子参、白僵蚕、全蝎、蜈蚣以增补气、息风之力。四诊时患者舌体麻木已仅剩舌尖部位，舌边紫斑及疲乏症状亦均减轻。但患者反映晚间失眠严重时舌体麻木加重，此为夜寐不安，气血暗耗之故，乃加用磁石、酸枣仁、柏子仁养血安神。迨至五诊时患者失眠症状好转，舌麻基本消失，言语清晰，乏力症状好转，舌下静脉明显变细，舌边紫斑也已随之缩小。至此，舌麻症状基本消失，患者已获显效。为巩固疗效，遂将前方改为冲剂继续服用，以免复发。

祖国医学认为"气为血帅"，"气"是推动营血运行的动力，若正气虚弱，气不行血，则会导致营血瘀阻，络脉失养而产生血虚风动，以致舌体麻木不仁等症。因此本证仿照李东垣升阳活血法之意，坚持采用补中益气、活血通络、息风止痉治法，使折磨患者半年之久的顽疾得以治愈。

病案 17　脾虚食滞型胃黏膜脱垂案

初诊　何某，女，63 岁。2003 年 9 月 8 日就诊。

患者素有慢性浅表性胃炎病史，10 余年来常常发生胃脘胀满、疼痛症状。细询致病原因，患者自诉因儿媳 2 年前产下双胞胎帮助料理家务，原本体质虚弱，加之家务繁忙，渐感体力不支，疲乏无力，胃病逐渐加重。尤其是近 1 年来每于进食过多或站立时胃脘胀满、疼痛加重，食少纳呆，胃部喜热畏寒，时欲恶心呕吐，嗳气频频，常伴口臭，大便稀软且不成形，每日 2～3 次，面色㿠白无华，常感疲乏无力，形体消瘦，舌淡边有齿痕，苔白厚粗糙。经胃镜检查显示为慢性浅表性胃炎，复嘱其进行钡餐检查，显示胃黏膜皱襞增粗，且通过幽门管进入十二指肠球部，诊断为胃黏膜脱垂合并慢性浅表性胃炎。综合以上症状分析，本证属中气下陷，兼有食积。治当补中益气，温中和胃，兼以消食。治用补中益气汤合香砂养胃汤、保和丸加减。

处方　生黄芪 20g，党参 10g，炒白术 10g，甘草 4g，木香 10g，陈皮 10g，砂仁（打）10g，厚朴 10g，法半夏 10g，生姜 5g，焦神曲 10g，炒麦芽 10g，炒鸡内金 10g，升麻 8g，柴胡 8g，佩兰 20g。

7 剂，水煎服，日 1 剂，早晚分服。

二诊　患者药后症状无明显变化，仅是恶心呕吐及嗳气症状有所改善，仍感胃脘胀满，食少纳呆，疲乏无力，大便次数未减，舌淡苔薄白。纵观上症，患者胃气上逆及饮食积滞有所减轻，余症依旧。治应增强益气、消痞之力，乃于前方中加用生晒参（另炖）5g、枳实 10g，继服 7 剂。

三诊　患者胃脘胀满、疲乏无力等症明显减轻，食欲稍增，但大便次数增加为每日 4 次，大便稀软，便意频作。细析以上症状，说明中气虚弱证候得以减轻，然使用枳实后虽然脾胃气机壅滞有所改善，但该药药力峻猛，虽可破气消痞，但亦有耗伤正气之弊，因此导致大便次数增加，故在前方中增加黄芪用量至 30g，加用炒芡实 30g、莲子肉 30g 以增强补气涩肠作用，以期减少大便次数。继服 14 剂。

四诊　患者自诉胃脘胀满疼痛、嗳气口臭、疲乏无力等症均不明显，大便成形偏软，每日 1~2 次，面有光泽，舌淡苔薄白。已获显效，考虑到虽然患者目前症状明显改善，但胃黏膜脱垂毕竟属于难治之证，故嘱患者继续坚持服药，遂将前方改为丸药，连续服用 1~2 个月以期巩固疗效。

按语 本例患者原有慢性浅表性胃炎病史 10 余年，常有胃脘胀满、疼痛症状，近因过度劳累胃病加重。经胃镜及钡餐检查，显示为慢性浅表性胃炎、胃黏膜脱垂。症见胃脘胀满、疼痛，且每于进食过多或站立时加重，食少纳呆，胃部喜热畏寒，时欲呕恶，嗳气口臭，大便稀软且不成形，次数增多，又兼疲乏无力，形体消瘦，舌淡边有齿痕，苔白厚粗糙。患者症状纷杂，但总属中气下陷，兼有食积。治疗当仿李东垣补中升陷法，治应补中益气，消食和胃。方选补中益气汤合香砂养胃汤、保和丸加减。二诊时患者症状无明显改变，仅有恶心呕吐及嗳气症状好转，而主症胃脘胀满、疼痛，疲乏无力，大便稀软、次数增多等症均未见好转，此系患者中气下陷以及由此引起的胃气壅滞均未减轻，用药似有病重药轻之嫌，故应增强补气、消痞之力，因此在前方中加用生晒参、枳实以增强补中益气、破气消痞功效，故而三诊时胃脘胀满、疼痛、疲乏无力等症显著减轻，食欲亦增，但因上方中使用枳实破气消痞，虽然胃脘胀满、疼痛减轻，但因该药破气力宏，易伤中气，故致大便次数增加。因此在前方中增加黄芪用量至 30g，复加炒芡实、莲子肉以增强补气涩肠之效，因此四诊时患者胃脘胀满疼痛、嗳气口臭、疲乏无力等症均已治愈，大便成形，次数减少，治疗至此已获显效。虑及患者虽然症状全面改善，但胃黏膜脱垂毕竟属于难治之证，非旦夕可愈，乃嘱患者改汤为丸，继续服药 1~2 个月以巩固疗效，预防复发。

3. 治重疏肝，师古不泥

在治疗疑难杂症时，乔模教授除强调调理脾胃的重要性之外，也非常注重疏泄肝胆法的运用。中医理论认为"肝主疏泄"，"疏"即疏通，"泄"指宣泄、升发。"肝主疏泄"是指肝具有疏通、宣泄和升发人体气机的生理功能，认为人体各脏腑组织器官的正常生理活动和新陈代谢要靠"气"的升降出入运动来完成，而肝的疏泄功能正常，则人体气机的升降出入才能正常，从而使各脏腑器官的气机功能处于正常运行状态。具体而言，肝主疏泄功能涵盖了调畅气机、保障全身气血水液运行、促进脾胃消化、分泌胆汁和调节情志等作用。因此，运用疏泄肝胆法对治疗多种疑难杂症具有重要意义。

病案 18 肝郁水结型渗出性胸膜炎案

初诊 王某，女，60 岁。2005 年 5 月 7 日就诊。

患者自诉右侧胁肋处胀闷疼痛 1 月余，情绪不畅或咳嗽时增重。曾在山西中医学院附属医院做 X 线检查，诊断为右侧渗出性胸膜炎，胸腔积液明显，并建议其住院治疗。因患者对利福平等抗痨药物过敏，不愿住院而转寻中医诊治。患者症见咳嗽，牵引右胁胀满疼痛，胸闷，气短乏力，体形消瘦。患者自诉平时性情急躁易怒，喜叹息，口渴不欲饮，面色㿠白。晨起咳痰量少质稀色白，舌淡水滑，脉沉弦无力。综合以上症状，患者证属肝郁脾虚，水津失布，聚而成饮，停聚胁下。治宜疏肝补脾、利水逐饮。方遵柴胡疏肝散、己椒苈黄丸合方加减化裁。

处方 柴胡 10g，青皮 10g，炒枳壳 10g，制香附 10g，川楝子 10g，太子参 20g，茯苓 20g，葶苈子 10g，白芥子 9g，桑白皮 10g，汉防己 10g，椒目 10g，炒黑丑 9g，郁金 10g，元胡 10g。

14 剂，水煎服，日 1 剂，早晚分服。

二诊 胁痛、胸闷症状未见明显减轻，急躁、叹气及咳嗽次数减少，气短乏力明显。反思前诊，辨证用药符合病情，未获显效者盖因饮邪结实胸胁，病情沉重，水饮难以骤除，故胁痛胸闷症状未能骤减，又且方中疏肝逐水药物攻邪伤气，因而气短乏力症状增重。因此在上方基础上加用炒白丑 9g、三七块 6g 逐水止痛，增加太子参用量至 25g 补益肺气，继进 14 剂。

三诊 胁痛、憋闷、咳嗽症状较前稍有好转，急躁、叹息症状业已减轻，乏力依旧。乃于前方中加用莪术 6g，加至太子参 30g。先后连服 30 剂。

四诊 药后诸症减轻，来院复诊时恰因乔教授外出，患者遂自行在附院做了 X 线检查，显示胸腔积液竟然消失，患者遂自以为疾病痊愈而停止服药。迨至 9 月下旬，又感右侧胸胁部胀闷、疼痛，复经附院 X 线检查，显示渗出性胸膜炎复发，遂又来山西中医学院附属医院治疗。因见其症状同前，又增五心烦热，咽干口燥症状，遂于前方之中加用生地黄 30g，地骨皮 30g，银柴胡 30g。先后连续服药 90 剂。

五诊 患者药后除右胁下稍有不适外，余症均愈，建议患者再次进行 X 线检查，显示胸腔积液业已吸收、胸膜粗糙。因近春节，患者计划返回原籍晋南过年，为预防病情复发，且便于患者服用，故在前方基础上改汤为丸，制成丸药 120 粒，每粒重 9g，嘱其每次服用 1 粒，每日 3 次以巩固疗效。

六诊 2006 年 6 月患者从原籍归来即赴医院复诊，自诉病情稳定，原有症状消失，复查 X 线片，显示胸腔积液未再复发，即告临床治愈。

按语 渗出性胸膜炎导致的胸腔积液一症，属于中医"悬饮"范畴，正如《金匮要略》所说："饮后水流在胁下，咳唾引痛，谓之悬饮。"悬饮历来被视为疑难杂症，治疗颇为棘手。就中医理论而言认为"肝主疏泄"，而其"疏泄"功能，既包括了气机的舒畅条达，也包括了水液的疏泄，而后者往往被人们所忽视。正因为如此，张志聪在《黄帝内经素问集注》中特别强调"肝主疏泄水液"，张仲景也在《金匮要略·水气病脉证并治》中指出治疗水气病应注意"大气一转，其气乃散"的原则，据此乔教授认为"气行则水行，气滞则水停"，故治疗本病应采用疏泄肝气、条达水道的法则。今患者胁下胀满，常喜叹息，气短乏力，当属肝失疏泄，脾失运化，水液凝结，聚而为饮，结实于胁下，发为悬饮。治当疏肝行气，补脾逐水。方用柴胡疏肝散调达肝气，疏浚水道；用己椒苈黄丸方加减降气逐水，分消水饮。更加太子参益气补虚，俾驱邪而不伤正，扶正而不恋邪。故以此方加减治疗 2 个月，患者症状竟然大为好转，X 线片显示胸腔积液已然消失。后虽因停药复发，但因其病机如前，故仍用前方加减治疗，连续服药 3 个月后胸腔积液再次治愈，为巩固疗效嘱其坚持服用丸药 4 个月，其后随访患者至今未再复发，而告治愈。

病案 19 肝郁气逆型癫痫案

初诊 孙某，男，10 岁，小学生。2003 年 6 月 17 日就诊。

患儿性格活泼好动，上课不能认真听讲，因此严重影响学习，成绩逐渐下降，经常被父亲训斥甚至打骂，逐渐变得少言寡语，心情抑郁，继则患儿在上课时常会突然不省人事，口吐白沫，肢体痉挛，牙关紧闭，经校医或老师抢救数分钟之后苏醒，每周平均发病 2～3 次，学校也因此为其办理了休学手续。经当地三甲医院检查，脑电图显示有痫样放电，遂诊断为癫痫。经用抗癫痫药物治疗后癫痫偶有发作，但症状较轻，患儿认知能力减退，并伴头昏、嗜睡等症，遂改寻中医治疗。患儿随其父来诊时意识清晰，询知患儿每于情绪低落或学习紧张时癫痫发作，发作时自觉腹中似有热气上冲，近来常常沉默寡言，情绪急躁，时时叹息，口苦咽干，小便短赤，舌红脉弦。病属肝气郁结，化热上冲，扰乱清窍。治疗当仿《金匮要略》奔豚汤之意疏肝泻火，降逆平冲，息风止痉。方选柴胡疏肝散合小柴胡汤加减。

处方 柴胡 10g，醋香附 10g，青皮 9g，预知子 9g，枳实 8g，白芍 10g，炙甘草 4g，黄芩 8g，清半夏 9g，生姜 3g，龙胆草 4g，天麻 10g，钩藤（后下）10g，白僵蚕 10g，全蝎 5g。

14 剂，水煎服，日 1 剂，早晚分服。

二诊 患儿发病次数减为每周 1～2 次，发作时间缩短，肢体痉挛及牙关紧闭程度减轻，自觉腹中热气上冲次数减少，口微苦，心情仍然急躁，常喜叹息。药已收效，但仍有癫痫发作，遂在前方基础上更加蜈蚣 3g、地龙 10g。继服 14 剂。

三诊 药后患儿癫痫偶有发作，已无口吐涎沫、四肢痉挛及牙关紧闭现象，腹中虽有微热但已无上冲症状，口干而不苦，小便淡黄，但家长告知患儿心情仍然急躁，时有叹息。此为患儿肝风内动之象已止，但肝经仍有微热未去，肝气郁滞仍存，故治疗应在前方中减少息风止痉与清泻肝火之品，而以疏肝解郁为主，乃于前方中减去蜈蚣、龙胆草，继服 1 个月。

四诊 患儿癫痫未再发作，腹中已无发热感觉，稍有急躁、叹息表现，头目清爽，小便清白，但仍然沉默寡言，表情淡漠。癫痫主症均已祛除，但肝气郁滞仍未尽去，仍当疏肝解郁，息风定痫以防复发。治宜用逍遥散合柴胡疏肝散加减。

处方 柴胡 10g，当归 10g，白芍 10g，白术 10g，茯苓 10g，炙甘草 4g，醋香附 10g，青皮 8g，预知子 9g，玫瑰花 8g，天麻 10g，钩藤（后下）10g，白僵蚕 10g，全蝎 5g。

30 剂，煎服法同前。

五诊 患者复诊时表情平静，言语流畅，神态安宁，已无急躁、叹息表现，舌淡红苔薄白，脉象和缓。因其癫痫 2 个月未再发作，嘱其再做脑电图检查，显示为正常脑电图，遂嘱其停药，嘱咐家人应避免刺激患者生气等言语、行动。半年后随访，得知患者已复学，癫痫未发。

按语　中医理论认为"肝为将军之官"，肝为刚脏，喜疏泄而恶抑郁。《素问·生气通天论》指出："阳气者，大怒则形气绝，而血菀于上，使人薄厥。"说明肝与精神情志有着密切联系。此例患儿因年纪幼小，好动恶静，尚未养成良好的学习习惯，因而耽误学习，成绩下降，为此常遭家长训斥，甚则打骂，以致长期肝气抑郁，郁久化火，逆而上冲，干扰清窍，发为癫痫。至于发作时腹中热气上冲，平时沉默寡言，情绪急躁，时时叹息，口苦咽干，舌红脉弦等症均为肝郁化热症状。故于治疗时仿《金匮要略》奔豚汤之意疏肝泻火，降逆平冲，息风止痉。方用柴胡疏肝散合小柴胡汤疏肝泻火，更加龙胆草、天麻、钩藤、白僵蚕、全蝎清热息风。二诊时患儿发病次数每周1~2次，发作次数减少，发作时间变短，肢体痉挛及牙关紧闭程度减轻，此为风动之候虽减犹存，故加蜈蚣、地龙等药物以增定痫息风之效。三诊时患儿癫痫偶发，已无口吐涎沫、四肢痉挛、牙关紧闭现象，仍余腹中微热、口干、溺黄，以及急躁、叹息等症。此属内风已息而肝热未去，肝郁仍存之候，治疗应以疏肝解郁为主，兼以清肝息风，故于前方中减蜈蚣、龙胆草等息风清肝之品继服1个月。四诊时患儿癫痫未发，腹中亦无发热感觉，唯余急躁、叹息、沉默寡言、表情淡漠等症，表明癫痫主症已去，而肝气郁滞未除，改用逍遥散合柴胡疏肝散疏肝解郁、息风定痫，以便尽除余邪。迨至五诊之时，患儿癫痫已然2个月未发，肝气郁结症状得以尽除，复经脑电图检查，显示为正常脑电图，至此癫痫已愈，遂嘱其停药，注意调养，以防复发。半年后随访，得知患者已然复学，癫痫未再发作。

病案20　肝郁夹痰型癔症失语案

初诊　宋某，男，57岁，农民。1998年9月25日就诊。

患者自诉在儿子结婚当日前往女方家接亲时，因对方突然又提出了许多额外的彩礼方面的要求，导致双方发生激烈争执。患者十分气恼，在争吵期间突然跌倒在地，不省人事，失音不语，四肢僵硬，即刻被送至医院救治，诊为癔症发作。经急诊进行暗示性治疗后苏醒，遂接回家中调养。1周后，患者它症均愈，唯余失语一症，口不能言，十分痛苦，遂来山西中医学院附属医院寻求中医治疗。经询问家人得知：患者经宽慰和调养后已能听懂他人言语，饮食、二便正常，能够独立行走，唯独心中明了而口不能言，家人反映患者经常拍打胸部，似觉胸部憋闷，表情烦躁，叹息连连，头昏眩晕，舌边色红，苔心白腻，脉象弦滑。证属肝郁化火，兼夹痰湿，痰热上逆，蒙蔽心窍。治用化肝煎合涤痰汤化裁。

处方　丹皮10g，栀子10g，青皮10g，香附10g，陈皮10g，浙贝母10g，佛手10g，胆南星8g，枳实8g，竹茹10g，法半夏10g，茯苓15g，柴胡10g，菊花15g，夏枯草15g。

7剂，水煎服，日1剂，早晚分服。

二诊　家人代诉：患者口中虽不能言，但已能发出呢喃之声，言语含混不清，但头晕、急躁、叹息、胸闷均已减轻。观其神情平静，舌淡红，苔心色白微腻。此为患者肝

热已清，但肝气郁结、痰湿扰心证候尚存，仍应疏肝解郁、化痰开窍，乃在前方基础上加用石菖蒲 10g、远志 10g、郁金 10g、天竺黄 10g，减去菊花、夏枯草，继服 14 剂。

三诊　患者药后来诊，已能断续言语，虽然不能流畅表达，但已能自诉病情，感觉自己病情好转，头目清晰，心中了了，唯感言语艰涩，观其舌苔微腻，仍属痰湿未清，阻于心窍，嘱其继服前方 10 剂，配合针灸廉泉、内关（双）、丰隆（双），隔日 1 次，嘱其保持心情舒畅，切忌忧思恼怒。

四诊　患者 10 日后复诊，已能进行简单语言交流，观其舌苔，已无黏腻之象，遂停止内服中药及针灸治疗，给予逍遥丸内服半个月以巩固疗效。后从家属处得知，患者已经恢复了语言表达能力，完全康复。

按语　癔症又称歇斯底里症，临床表现为多种精神和躯体症状，但缺乏持久的精神病性症状和器质性基础。经常表现为运动障碍、感觉障碍、自主神经和内脏功能障碍及精神障碍，其症状常常表现为突然发作，迅速终止，运用暗示疗法治疗有一定疗效。但此患者经 1 周调养后仍然失语，口不能言。经询问家属并结合观察本人表现得知，患者意识清晰但口不能言，表情烦躁，胸中憋闷，叹息连连，头昏眩晕，舌边色红，苔心白腻，脉象弦滑。证属肝郁化火，兼夹痰湿，痰热上逆，蒙蔽心窍。治用化肝煎合涤痰汤化裁。二诊时家人代诉：患者虽不能言，但已能发出呢喃之声，微兼急躁、叹息、胸闷等症，又且神情平静，唯有苔心色白微腻。显示肝热已清，而肝郁、痰湿证候犹存，治宜疏肝解郁、化痰开窍，故在前方基础上加用石菖蒲、远志、郁金、天竺黄以增化痰开窍之力。迨至三诊时患者诸症均愈，大有起色，唯余言语断续，表述困难，加之舌苔微腻，仍属痰湿未尽，阻于心窍，为使患者尽快治愈，除服前方外，加用针刺廉泉、内关（双）、丰隆（双）以降逆平冲，化痰开窍。患者 10 日后复诊，已能进行简单语言交流，舌上已无黏腻之苔。疾病至此，肝郁、痰湿已然得以尽除，遂给服逍遥丸巩固疗效，并嘱其注意调适情绪。其后追访得知患者已然恢复语言能力，乃获痊愈。

病案 21　肝郁湿热型胆囊炎合并胆结石案

初诊　张某，女，56 岁，会计师。2019 年 10 月 27 日就诊。

患者因国庆节期间与家人聚会，过食肥腻食物引发右上腹疼痛，遂至北京某三甲医院诊治，经 B 超检查发现胆结石，并伴有慢性胆囊炎。经西医治疗后好转，近日因生气后复发，遂来寻求中医治疗。患者右上腹胀痛，牵及右肩背，墨菲征阳性，伴有胃脘胀满，恶心欲呕，食欲减退，急躁多怒，口苦叹息，小便黄赤，情绪不畅或进食肥腻食品后疼痛增重，舌红苔黄腻，脉象弦缓。患者证属肝气郁结，湿热阻滞。治宜疏肝理气、清热除湿、软坚化石。方用柴胡疏肝散、黄连温胆汤合自拟茵陈四金汤加减。

处方　柴胡 10g，香附 10g，青皮 10g，川楝子 10g，黄连 6g，竹茹 10g，枳壳 10g，法半夏 10g，茯苓 15g，陈皮 10g，茵陈蒿 30g，栀子 6g，金钱草 30g，郁金 10g，鸡内金 10g，海金沙（包煎）10g。

7 剂，水煎服，日 1 剂，早晚分服。

　　二诊　患者右上腹疼痛稍有减轻，但右肩背部疼痛依旧，恶心欲呕、情绪急躁、口苦叹息等症减轻，但仍觉胃脘胀满，舌红苔黄腻。综合以上症状可知肝郁、胃逆之症虽有减轻，但气滞、湿热证候依然存在，前方似有药轻病重之嫌，故于前方中加用莪术 8g、三七块 6g、藿香、佩兰各 15g，继服 7 剂。

　　三诊　药后患者右上腹及右肩背疼痛显著减轻，急躁叹息已不明显，恶心欲呕症状消失，但若多食或生气后右上腹胀痛仍会加重，小便呈淡黄色，苔薄黄腻，此为肝郁、湿热均已减轻，但其病邪仍存，且属热邪轻微，湿邪偏盛，故于前方中减去栀子，继服 7 剂。

　　四诊　患者右肩背疼痛消失，情绪平静，唯右上腹时感胀痛，食欲改善，余症皆愈，尿色淡黄，苔微黄腻。经 B 超检查显示胆结石依然存在。此系肝郁、湿热均已减轻，又且患者留京日久，急欲返回原籍，遂于前方中减去莪术、茵陈蒿、竹茹，继服 30 剂。

　　患者服药至 15 剂时，来电告知夜间突发右上腹剧痛，须臾复止，翌日专程去医院进行 B 超检查，显示胆结石已然消失，胆囊壁粗糙。此为胆结石已然排出，患者右上腹疼痛基本消除，但生气或饮食不当时右上腹仍时有轻微胀痛，说明慢性胆囊炎仍存，乃于前方中减去茵陈四金汤继续服药，并嘱患者保持情绪舒畅，坚持饮食清淡，希冀彻底治愈胆囊炎。

　　按语　本案患者患有胆结石合并慢性胆囊炎。因"肝主疏泄""肝主两胁"，而胆依附于肝，与肝表里相合，关系密切。而本例患者症见右上腹胀痛，牵及右肩背，且兼急躁多怒，口苦叹息，舌红、脉弦等症，故属肝郁化热；肝气横逆，乘克脾土，脾失健运，停湿化热，可致胃脘胀满，恶心欲呕，食欲减退，舌苔黄腻。因此本证病属肝气郁结，湿热阻滞。治应疏肝理气、清热除湿、软坚化石。方用柴胡疏肝散、黄连温胆汤合自拟茵陈四金汤加减。二诊时患者右上腹疼痛、恶心欲呕、情绪急躁、口苦叹息等症减轻，但右肩背部疼痛依旧，仍觉胃脘胀满，舌红苔黄腻。此为肝郁、胃逆病减，但气滞、湿热证候仍在，故加用莪术、三七块、藿香、佩兰以疏肝化湿、活血止痛。三诊时患者右肩背疼痛、急躁叹息诸症显著减轻，恶心欲呕症状消失，右上腹仍时有胀痛，小便淡黄，苔薄黄腻，此为肝郁、湿热均已减轻，但热邪轻微，湿邪犹存，故在前方中去栀子，继续服用。药后复诊时，患者右肩背疼痛已然消失，唯右上腹时感胀痛，而尿色仍黄，苔微黄腻而余症皆愈。此为肝郁、湿热余邪尚未完全去除，但已为强弩之末，又因患者急欲返回原籍，遂于前方中减去莪术、茵陈蒿、竹茹等破气活血、清热利湿之品，带余药处方回家继续服用。患者继续服药至半月时，来电告知经医院 B 超检查胆结石已然消失，胆囊炎未愈。治疗至此，患者胆结石已除，唯余胆囊炎尚未完全治愈，故嘱其继续服药以祛除余邪，并注意日常调养，以期根治胆囊炎。

病案 22　肝郁毒盛型带状疱疹案

　　初诊　温某，女，42 岁，职工。2001 年 7 月 13 日就诊。

　　患者右侧胁肋部发生针刺样疼痛 3 天。患者自诉 3 天前夜间突发患部疼痛异常，夜不能寐，局部拒按。察看患部皮肤平坦，肤色正常，触摸、按压时疼痛，患者情绪急躁，叹气频作，舌质淡红苔薄白，脉弦有力，余无它症。证属肝气郁结，治宜疏肝解郁，理气止痛。方用柴胡疏肝散加减。

处方　柴胡10g，香附10g，川楝子10g，青皮10g，陈皮10g，郁金10g，白芍10g，元胡12g，三七块6g，莪术6g，甘草5g。

3剂，水煎服，日1剂，早晚分服。

二诊　患者服药后疼痛反而加剧，肋沿下长出3个红色枣核样丘疹，灼热疼痛，周边有小水疱，夜不能寐，急躁易怒，胸闷叹息，目赤溺黄，口干口苦，舌红苔黄，脉象弦数。此病显系带状疱疹，证属肝郁化火，火毒内盛。治宜疏肝泻火、解毒止痛。方用龙胆泻肝汤合五味消毒饮加减。

处方　龙胆草6g，柴胡10g，黄芩10g，生栀子10g，当归10g，金银花10g，野菊花10g，蒲公英10g，地丁10g，车前子（包）20g，元胡12g，三七块6g，赤芍10g，香附10g，生甘草5g。

5剂，水煎服，日1剂，早晚分服。

三诊　患者疱疹疼痛明显减轻，虽然夜间尚有疼痛，但能忍受，夜间已能入寐数小时，但翻身时依然牵扯患部疼痛，疱疹皮色变为淡红色，触之仍感坚硬，且有热感，但患者情绪较为平静，小便色黄，舌红苔薄白。此外，患者自诉药后每日腹痛数次，且伴有腹泻，大便稀软，细询患者得知其人平素脾胃虚寒，腹部喜热畏寒，遇冷腹痛，遂于前方中加用炮姜3g，弃用栀子，继服7剂。

四诊　患者自诉局部疼痛已然消失，但枣核样丘疹依然存在，扪之坚硬，皮色发青，自觉局部仍有热感，小便淡黄，服药期间未发生腹痛、腹泻，乃于前方中减去黄芩，加用生牡蛎（先煎）30g、浙贝母20g、夏枯草15g软坚散结，继服7剂。

药后患者电告，疱疹枣核样丘疹依然坚硬，皮色发青，但局部已无疼痛及热感，小便色清，遂嘱其停止服药，需注意避免情绪急躁和进食辛辣食物，以观后效。3个月后患者告知疱疹未再发生，枣核样青色丘疹依然存在，直至2年之后方才逐渐消散。

按语　带状疱疹是临床常见的一种病毒感染性疾病，主要表现为特有的节段性的红斑、集簇性水疱及神经痛。一般常有1～3天的前期症状，如轻度发热，疲倦无力，全身不适、患部皮肤灼热感或神经痛。本例患者初诊时带状疱疹症状并不典型，前3天仅有右侧胁肋部针刺样疼痛，但因患者症状不够典型，且皮肤平坦，肤色正常，有压痛、急躁、叹气等症，疑为肋间神经痛，病属肝气郁结，治以疏肝解郁、理气止痛，方用柴胡疏肝散加减。岂料患者药后疼痛反而加剧，肋沿下长出3个红色枣核样丘疹，灼热疼痛，急躁易怒，舌红脉弦。至此方确诊为带状疱疹，证属肝郁化热，火毒炽盛。治当疏肝泻火，解毒止痛。方用龙胆泻肝汤合五味消毒饮加元胡、三七、赤芍治疗。因药证相符，故三诊时患者疱疹疼痛迅速减轻，虽夜间尚有疼痛，但能忍受，已能入寐，仅翻身时依然牵拉患部疼痛，疱疹皮色亦变为淡红色，触之坚硬，仍有热感。然患者药后出现腹痛，并伴有腹泻、便稀症状，此因患者素体脾胃虚寒故也，乃于前方中加用炮姜3g护卫中焦，减去苦寒之栀子，继服7剂。迨至四诊时患者局部疼痛已然消失，但枣核样丘疹仍在，扪之坚硬，皮色发青，且局部仍有热感，小便淡黄，此为肝胆余热未清，遂于前方中减去黄芩，加用生牡蛎、浙贝母、夏枯草共奏清热解毒、软坚散结之效。药后患者来电告知：枣核样丘疹仍在，皮色发青，但局部已不痛不热。遂嘱其停止服药，唯需避免情绪急躁和进食辛辣食物以巩固疗效。后追访患者得知疱疹未再发生，枣核样丘疹 2 年后方逐渐消散。

病案 23　肝郁脾虚型便秘案

初诊　何某，女，65 岁。2018 年 12 月 9 日就诊。

患者近 3 年来便秘日渐增重，大便从开始时 2 日 1 行减少至 3 日 1 次。在原籍省中医院治疗后有所好转，近日复发，大便 3～5 日 1 行，每于三餐后便欲如厕，但入厕后常常并无大便排出。即便时有排便，大便一次亦需要 30 分钟左右方能排出少量粪便，呈先干后软状。患者自觉排便乏力。便前腹部胀满，排便后腹部感觉轻松。面色萎黄不华，语声低微，食少纳呆，多食腹胀，自觉周身乏力，舌淡边有齿痕，苔薄白。中医辨证属脾虚失运，气机阻滞。治当补脾益气，行气通便。方选香砂六君子汤合小承气汤加减。

处方　党参 15g，白术 10g，山药 10g，甘草 4g，枳实 10g，厚朴 10g，酒大黄 10g，莱菔子 30g，郁李仁 30g，火麻仁 30g。

7 剂，水煎服，日 1 剂，早晚分服。

二诊　患者自诉便秘如旧，大便仍然 3～5 日 1 行，但疲乏无力症状减轻，食欲增加。但凡大便不行之日，腹部异常胀满，服用通便西药方能减轻。因观患者表情急躁，细询后发现患者尚有两胁胀满，叹息连连，脉象浮弦、重按无力，顿悟此证应属肝气郁结，脾失健运，大肠传导失职，治宜疏肝补脾，行气通便。乃于前方中加用柴胡 10g、青皮 10g、川楝子 10g、预知子 10g，并于前方中加香附 12g。仍予 7 剂，煎服法同前。

三诊　药后患者自诉大便 2 日 1 行，排便不畅，但急躁易怒、叹气等症减轻，仍觉腹部胀满、精神疲倦，排便乏力，大便先干后软。此为肝气郁结稍有好转，脾气虚弱仍存，故于前方中加青皮 10g、黄芪 25g、芒硝（冲服）6g。继服 7 剂。

四诊　患者大便基本达到 1 日 1 行，粪质偏软，急躁叹气、腹部胀满、疲乏无力均已减轻，食欲增加，唯排便时腹部尚觉无力，舌淡苔薄白。此属肝郁已除，脾虚未复，乃于前方中更加太子参 20g，嘱其继服 14 剂。

五诊　患者大便每日 1 行，便调质软，排便时腹部已觉有力，腹部已不胀满，便秘已获显效。遂在前方中去芒硝，改汤为丸，继服 1 个月。后患者告知，大便已能保持每日 1 次，嘱其停止服药，避免情绪急躁，多食蔬菜水果，每日坚持散步，以保持大便通畅。

按语　随着时下人们饮食习惯以及工作方法和节奏的改变，便秘业已成为一种常见病、多发病。由于便秘形成的原因十分复杂，治疗起来亦颇为棘手。该患者便秘已经持续 3 年，且近年来呈逐渐加重之势，大便从开始时 2 日 1 次改变为 3～5 日 1 行，且患者排便时腹部无力，又兼面色萎黄不华，语声低微，周身乏力，舌淡边有齿痕，苔薄白等脾虚症状，遂诊为脾虚便秘，治以补脾益气、行气通便。方选香砂六君子汤合小承气汤加减。岂料二诊时患者自诉便秘如旧，大便仍然 3~5 日 1 行，腹部依然胀满，唯疲乏症状稍有减轻。细观患者表情急躁，详询后发现患者尚有两胁胀满，叹息连连，脉象浮弦，方悟此证当属肝气郁结，疏泄失职，木横乘土，以致脾失健运，大肠传导失职而形成便秘。治当肝脾同治，改以疏肝补脾，行气通便为法，乃于前方中改木香为香附，并加用柴胡、青皮、川楝子、预知子疏肝解郁。三诊时患者自诉大便 2 日 1 行，大便仍感不畅，排便时腹部无力，且便前腹部胀满，但急躁易怒、叹气等症减轻，此为肝气郁结改善，脾气虚弱仍存，故于前方中更加青皮、黄芪、芒硝以增疏肝益气，软坚通便之力，因而四诊时患者大便基本达到 1 日 1 行，且急躁叹气、腹部胀满、疲乏无力均已减轻，唯排便时腹部尚觉无力，舌淡苔薄白。此属肝郁已祛，脾虚仍然未复，乃于前方中更加太子参 20g，继服半个月。药后患者来诊，自诉大便每日 1 行，便调质软，排便有力，腹部不再胀满，亦无疲乏无力现象，已获显效。乃在前方基础上去芒硝，改汤为丸，继服 1 个月以巩固疗效。

三、习用"燮理寒热" 调治奇疾沉疴

所谓"燮理寒热"法，是运用调理寒热的治法，在同一治疗方剂中将寒凉药物与温热性药物配合使用，从而达到治疗寒热错杂一类疾病的方法。之所以强调重视"燮理寒热法"，是由于在临床疑难疾病中常常见到寒热错杂证候，且在治疗之时颇为棘手。若清解邪热则易伤阳，温中散寒又易助热，故在临证治疗时医者每感清温互碍，颇为掣肘。而张仲景在《伤寒论》和《金匮要略》中对寒热错杂证颇多论述可资借鉴，例如治疗胃热脾寒的著名的泻心汤证（半夏泻心汤证、生姜泻心汤证、甘草泻心汤证）、干姜黄芩黄连人参汤证；治疗胃热肠寒的黄连汤证、乌梅丸证；治疗肺热脾寒的麻黄升麻汤证等。有鉴于此，乔模教授常用"燮理寒热"法治疗此类疑难杂症，屡获效验。

病案 24　胃热脾寒型病毒性心肌炎案

初诊　廉某，女，62 岁，退休职工。2003 年 9 月 25 日就诊于山西中医学院附属医院特需专家门诊。

患者素体虚弱，又于半个月前罹患感冒，自觉恶寒、发热、咽痛、头痛，周身酸痛，体温 39℃。近日经治疗后寒热已退，唯感心悸怔忡。曾在某三甲医院住院 30 余日，其间经心电图、心脏彩超、心肌酶等检查，确诊为病毒性心肌炎。

现症：患者自觉心悸怔忡，不能自持，心率 115 次/分，伴见疲乏无力，面色萎黄，多食胃胀，胃纳欠佳，畏食生冷，失眠易醒，口干不欲饮，小便微黄，舌红边有齿痕，苔心厚腻微黄，脉象迟缓无力。病属脾寒胃热，寒热中阻，湿热上扰心神。治宜燮理寒热、化湿安神。方用半夏泻心汤加藿香正气汤化裁。

处方　黄芩 6g，黄连 6g，干姜 9g，法半夏 10g，党参 15g，茯苓 10g，炒苍白术（各）

10g，藿香、佩兰（各）10g，白豆蔻（打）15g，陈皮15g，远志10g，磁石（先下）30g，炒酸枣仁30g，茯神30g，甘草5g。

7剂，水煎服，日1剂，早晚分服。

二诊 心悸症状稍减，心率95次/分，胃脘痞胀稍减，睡眠亦有改善，仍感疲乏无力，胃脘怕冷，因体质素虚近日感寒，自觉身有低热，畏寒恶风，鼻流清涕，余症如前。遂在前方中加用紫苏叶10g，防风10g，荆芥10g，嘱服7剂。

三诊 药后低热、畏寒、恶风、流涕等症消失，仍感心悸，心率降至90次/分，胃脘痞满基本消除，仍感疲乏无力，舌淡红，苔薄白而腻。因胃中湿热已然减轻，但仍有寒热中阻，脾气虚弱症状，故在前方中减去黄芩，加用太子参25g，继服30剂。

四诊 患者复诊自述心率75次/分，心悸怔忡未发，且疲乏无力症状消失，胃纳增加，睡眠尚可，舌苔薄白，每日已能坚持进行徒步行走锻炼，经查心电图恢复正常，追访2年未发，病毒性心肌炎遂获痊愈。

按语 病毒性心肌炎是因病毒侵犯心脏，引起心肌炎症性改变所导致的一种心脏疾病，常见心悸、胸闷、胸痛、气急等心脏症状，临床主要检查常见心电图异常改变。

本例患者年逾甲子，脾阳素虚，运化不及，以致湿邪内停，又兼感受外邪，化热入里，形成胃热脾寒证候；又因脾失运化，湿邪停留，寒热错杂之邪又与湿相合，上干于心，故见心悸怔忡；脾阳虚寒，湿阻气机，则有胃脘痞胀，畏食生冷，舌淡边有齿痕，苔心厚腻，脉象迟缓无力；胃热与湿邪内蕴，又见舌红苔腻微黄，小便色黄。治宜调理寒热，补脾化湿，佐以益气宁神。二诊时因药后脾寒得温，胃热得清，湿邪得化，故症状好转，心悸症状稍减，心率95次/分，且胃脘痞胀、睡眠均有改善，但因加感外寒而有低热、恶寒、流涕等症，遂加用紫苏叶、防风、荆芥以散外寒。三诊时外感寒邪已去，寒热中阻证候继续减轻，但脾虚湿停仍在，故虽然心率已降至90次/分，胃脘痞满业已基本消除，但仍感心悸乏力，苔薄白而腻。因患者此时胃热不盛，遂在前方中减去黄芩，加用太子参补益心脾，嘱其连服30剂以补气化湿，冀取缓消渐化之效。迨至四诊时患者心率已降至75次/分，心悸怔忡未发，且疲乏无力等症均除，每日已能坚持步行锻炼，经查心电图恢复正常，病毒性心肌炎终获痊愈。

一般来说，临床辨治脾胃病多将"脾胃"视为一体进行辨治，实际上从脏腑理论和"从化理论"而言，脾为阴土，多从寒化；胃为阳土，多从热化。故在辨证论治之时应详加区分。就本证而言，正如《伤寒论》所说："病发于阴，而反下之，因作痞也。"本案病例素有脾阳虚寒，失于健运，湿邪停留，形成脾虚寒湿的内因在先；后因外感，热邪内侵，与原有的脾虚寒湿相合，从而形成了脾寒胃热，兼夹湿邪，上扰心神的复杂病机，故应采用燮理寒热治法清胃温脾，化湿安神，俾阻于中焦之寒热得祛，湿邪渐化，则心神自安。

病案25 寒热中阻型白塞综合征案

初诊 刘某，男，56岁。2004年9月4日就诊。

患者口腔及肛门溃疡反复发作 3 年余，曾在解放军某医院确诊为白塞综合征，经中西医多方治疗效果不显，患者因痛苦不堪，经他人介绍前来山西中医学院附属医院就诊。

患者自述近日肛门处又发生溃疡，疼痛难耐，排便时有灼热感，大便质黏，日便 3～4 次，且伴口渴不欲多饮，腹痛喜热畏寒，不欲饮食，小便色黄，脉濡细数，舌红苔黄腻。患者自诉每次发病约需治疗 3 月余始能好转。详审脉证，患者病属寒热中阻，兼夹湿邪，下注于肠。治宜燮理寒热，解毒止痛。方用甘草泻心汤合五味消毒饮加减治疗。

处方 黄柏 6g，黄连 6g，干姜 8g，党参 10g，甘草 6g，金银花 10g，藿香 15g，佩兰 15g，炒苍术 15g，地丁 10g，野菊花 10g，蒲公英 10g，元胡 10g，三七块 6g。

15 剂，水煎服，日 1 剂，早晚分服。

二诊 患者肛门处灼痛明显减轻，溃疡面有所缩小，胃纳渐增，腹痛减轻，但每日排便 2～3 次且不成形，呈糊状。乃将前方中干姜改为 12g，加用炒薏苡仁 15g，车前子（包）20g，继服 3 周。

三诊 患者自诉肛门处灼痛消失，溃疡面继续缩小，大便也已成形，每日排便 1～2 次，但口腔内出现 3 处溃疡，色红疼痛，小便淡黄，舌红苔薄腻。此证仍属寒热中阻，湿热上犯。治疗仍宜燮理寒热，清热化湿。在前方中改黄柏为黄芩，加用草豆蔻（打）10g，露蜂房 6g，继服 15 剂。

四诊 患者自诉药后口腔溃疡疼痛消失，溃疡面基本愈合，肛门处溃疡亦未复发，舌质正常，苔薄白。为防复发，复以前方做成冲剂，早晚分服，连服 1 个月。半年后追访患者，白塞综合征未再复发。

按语 白塞综合征是一种全身性免疫系统疾病，是患者免疫系统功能受损引发的结缔组织疾病。临床症状多为反复发作的口腔溃疡、会阴部和肛门溃疡、皮疹、眼部症状等。本病属于中医"狐惑"范畴。对于本病的证治，张仲景在《金匮要略》中即有论述，其云："狐惑之为病，状如伤寒，默默欲眠，目不得闭，卧起不安，蚀于喉者为惑，蚀于阴者为狐……甘草泻心汤主之。"古今医家多从湿热论治狐惑，采用清热化湿法治疗。此患者肛门溃疡缠绵难愈，局部灼痛，舌红苔黄腻，呈现一派湿热征象。唯其腹痛喜热畏寒，遇寒痛增，此又为脾阳虚寒见证。综上所述，本证当属寒热中阻，湿热内蕴。治宜燮理寒热，解毒化湿。方用甘草泻心汤合五味消毒饮化裁进行治疗。方中以黄柏、黄连、干姜调理寒热，五味消毒饮清热解毒，藿香、佩兰、苍术芳香化湿，元胡、三七活血止痛。药证相符，故二诊患者肛门处灼痛明显减轻，溃疡面逐渐缩小，胃纳、腹痛减轻，但每日排便 2～3 次且不成形，呈稀糊状。此为前方苦寒伤脾，乃将前方中干姜改为 12g 温中散寒，加用炒薏苡仁、车前子补脾利湿，继服 3 周。三诊时患者肛门灼痛及溃疡消失，大便也已成形，每日排便 1～2 次，但口腔内出现 3 处溃疡，色红疼痛，舌红苔薄腻。此属寒热中阻，湿热上犯。治疗仍宜燮理寒热、清热化湿以祛除余邪。乃于前方中改黄柏为黄芩，加用草豆蔻、露蜂房化湿解毒，继服 15 剂。四诊时患者口腔溃疡及疼痛消失，溃疡面基本愈合，肛门处溃疡亦未再发。复以前方做成冲剂，继服 1 个月以防复发。半年后追访患者，白塞综合征未再复发。

病案 26 脾寒肠热型溃疡性结肠炎案

初诊 单某，男，42 岁。2004 年 11 月 27 日就诊。

患者间断性发作腹痛，大便脓血，黏液便 2 年余，2003 年在山西中医学院附属医院确诊为溃疡性结肠炎，曾服柳氮磺砒啶等药物，效果不显。本次发病 1 月余，患者腹痛，便下脓血、黏液，日便 6～8 次，大便时自觉肛门灼热，脘痛喜温，进食辛辣油腻食物后增重，面色不华，小便短赤，舌胖色淡，舌苔黄腻，脉象濡数。病属脾寒肠热，湿邪阻滞。治宜清下温中，化湿补脾。方用黄连汤合藿香正气汤加减。

处方 黄连 12g，干姜 8g，桂枝 6g，藿佩兰（各）15g，党参 10g，苍白术（各）10g，茯苓 20g，车前子（包）15g，木香 10g，川朴 8g，三七粉（冲）3g，元胡 12g，陈皮 10g。7 剂，水煎服，日服 2 次，早晚分服。

二诊 患者药后复诊，自诉腹痛减轻，大便脓血减少，肛门灼热减轻，大便稀黏，日便 3～4 次，脘痛隐隐，复用原方改黄连为 10g，车前子 20g，连服 1 个月。

三诊 患者每日大便 2～3 次，大便为细长形状，肛门灼热感消除，脘痛未作，但粪便中仍有黏液，小便色微黄，舌苔微黄薄腻。此为寒热中阻证候业已减轻，但湿邪尚未尽祛，故于前方中加用草豆蔻 10g，草果 8g，继服 15 剂。

四诊 患者每日大便 1～2 次，大便成形，粪便中黏液消除，脘痛未发，小便色清，舌苔薄白。嘱患者进行结肠镜检查，肠镜显示：结肠黏膜轻度水肿，未见充血、溃疡。为巩固疗效，嘱其继服前方 1 个月。半年后追访患者，结肠炎未再复发。

按语 溃疡性结肠炎是一种原因不明的以结肠黏膜的炎症和溃疡形成为病理改变的慢性非特异性的炎症性肠病。临床主要表现为持续性或反复发作的腹泻、黏液脓血便，并伴有腹痛、里急后重等症状。一般认为该病病程较长，容易反复发作，治疗较为棘手。

本例患者素体脾胃虚寒，运化失司，以致湿邪停留，湿郁化热。因湿热内蕴大肠，热盛血腐，故便下脓血黏液，排便时肛门灼热，日便 6～8 次，又兼小便短赤，舌苔黄腻。患者素体脾胃虚寒，运化失职，湿邪停留则致腹痛喜温，大便质黏，进食油腻后增重；脾虚失运，气血不足，则面色不华，脉象濡数，舌胖色淡。此病证属脾寒肠热，湿热中阻，法当燮理寒热、化湿补脾，治宜清下温中、化湿补脾。方用黄连汤合藿香正气汤加减。二诊时患者自诉腹痛减轻，大便脓血减少，肛门灼热减轻，大便稀黏，日便 3～4次，脘痛隐隐。说明肠中湿热渐得清化，但药偏寒凉，故在原方中改黄连为 10g，加用车前子 20g 渗利湿邪，连服 1 个月。三诊时患者症状大为改善，每日大便减至 2～3 次，大便成形，肛门灼热感消除，脘痛未作，但粪便中仍有黏液，小便色微黄，舌苔微黄薄腻。此为寒热中阻业已减轻，但湿热余邪尚未尽祛，故于前方中加用草豆蔻、草果，继服半个月。迫至四诊时患者每日排便 1～2 次，大便成形，粪便中黏液消除，腹痛、脘痛未发，舌苔薄白，原有诸症均已明显改善，遂嘱患者进行结肠镜检查，显示结肠黏膜轻度水肿，未见充血、溃疡。为巩固疗效，嘱其继服前方 1 个月。1 年后追访患者，结肠炎未再复发。

病案 27 寒热中阻、肝郁夹湿型胆汁反流性胃炎案

初诊 彭某,男,48 岁。2005 年 3 月 19 日就诊。

患者 10 余年来胃脘隐隐作痛,得热熨则痛减,每因受寒、郁怒加重,胃镜检查显示:胃中有多量黄稠状黏液,胃窦部黏膜红白相间,诊为胆汁反流性胃炎。患者自诉胃部灼痛,胃脘胀满,嗳气频频,胃部喜热畏寒,口中黏腻,口苦微渴而不欲饮,急躁易怒,叹气频作,小便短赤,舌体前部色红,中后部色淡,苔心黄腻,脉沉弦而细。证属寒热中阻,肝气郁结,兼夹湿邪。治宜燮理寒热,疏肝降气,化浊运脾。方予半夏泻心汤合柴胡疏肝散、藿香正气汤化裁。

处方 黄芩 6g,黄连 6g,干姜 6g,法半夏 10g,党参 10g,柴胡 10g,青陈皮(各)10g,香附 10g,藿佩兰(各)10g,炒苍白术(各)10g,茯苓 10g,法半夏 10g,川朴 8g,炒枳壳 10g,郁金 10g,煅瓦楞(先煎)30g,甘草 3g。

7 剂,水煎服,日 1 剂,早晚分服。

二诊 患者药后自觉胃中灼痛减轻,口苦、急躁、叹气症状改善,但仍感胃脘胀满,嗳气时作,口中黏腻,小便淡黄,舌苔黄腻,脉沉弦而细。患者胃热、肝郁减轻,然湿邪偏盛,阻滞气机,仍遵前方加用草豆蔻(打)10g、白豆蔻(打)10g,连服 15 剂。

三诊 患者胃中灼痛症状已止,口苦、急躁、叹气等症轻微,但胃脘微感胀满,嗳气频频,小便色黄,苔薄微黄腻。此属肝郁得疏,湿热未清,脾虚气逆,乃加用旋覆花(包)10g、代赭石(先煎)30g、柿蒂 12g、刀豆子 12g、枳实 9g,继服 10 剂。

四诊 药后患者胃脘胀满、嗳气消失,小便色清,舌苔薄白。治疗至此已经 1 月有余,患者原有胆汁反流症状基本消失,乃嘱其进行胃镜复查,显示胃中已无黄稠状黏液,胃黏膜恢复正常,胆汁反流性胃炎遂告痊愈。

按语 本例患者辨证的关键在于将传统中医辨证论治和胃黏膜相微观辨证相结合。患者胃部灼痛、胀满,喜热畏寒,且见苔黄溺赤,舌体前部色红,中后部色淡,当属寒热中阻;急躁易怒,叹气频作,口苦脉弦,此为肝气郁结;而口中黏腻,微渴而不欲饮,舌苔黏腻,又为湿邪为患。故本证当属寒热中阻,肝气郁结,兼夹湿邪。又从胃镜检查得知,患者胃中有多量黄稠状黏液,此为胆汁反流,应属肝胃湿热;胃黏膜红白相间,又属寒热中阻。综合中医辨证与胃黏膜相辨证可知,本案患者证属寒热中阻,肝郁湿滞,治宜燮理寒热,疏肝降气,化浊运脾。方选半夏泻心汤与柴胡疏肝散、藿香正气汤加减。因药中肯綮,患者胃中灼痛减轻,口苦、急躁、叹气等肝郁症状改善,但仍有胃胀、嗳气、口黏、尿黄及舌苔黄腻等症。此为寒热中阻及肝气郁结证候虽然有所减轻,但湿邪阻滞气机之候较为明显,乃于前方中加用草豆蔻、白豆蔻化湿行气,以期消除上述"胃痞"症状。三诊时患者胃中灼痛、口苦、急躁、叹气等症渐微,唯胃微胀满,嗳气频频症状仍存,此为脾虚气逆所致,故加用旋覆花、代赭石、柿蒂、刀豆子、枳实降逆消痞。迨至四诊时患者原有症状基本消除,复经胃镜检查显示胃中已无黄稠状黏液,胃黏膜恢复正常,胆汁反流性胃炎遂告痊愈。

因脾为后天之本,气血生化之源,故李东垣强调"内伤脾胃,百病由生"。本例患者脾胃虚寒，运化失司，停湿蕴热，又兼肝气不舒，因而形成寒热中阻，肝气郁结，兼夹湿阻之证。本案患者肝脾同病，寒热错杂，虚实并见，病情复杂，临证治疗颇为棘手。医者坚持燮理寒热、疏肝化湿的基本治疗原则，随证施治，因证遣药，方使患者症状逐渐消减，历经月余，终收全功。

四、善用黄芪建中汤　广开诊治思路

黄芪建中汤始见于张仲景所著《金匮要略·血痹虚劳病脉证并治》，原文称："虚劳里急，诸不足，黄芪建中汤主之。"对于本方的认识，以清代徐灵胎为代表的医家认为本方主要用治"阴寒阳衰之虚劳者"；全国五版中医统编教材《金匮要略》更进一步指出"黄芪建中汤临床常用于胃脘痛，病机属于脾胃虚寒者"，具有益气温中、缓急止痛之效。因此，后世一般主要运用本方治疗中气虚寒所致的脘腹疼痛。但从本方的组成分析，黄芪建中汤的功效并不仅限于此，本方还具有益气通阳、调补气血、调补阴阳、调和营卫、固表止汗等功效，因此本方的治疗范围十分广泛，临床用治诸多疾病均有良好效果。

1. 益气温阳

黄芪建中汤系由黄芪、桂枝、白芍、生姜、甘草、大枣、饴糖组成。方中黄芪、甘草、大枣、饴糖益气补中，桂枝、生姜散寒温阳，故全方具有补益中气、温阳散寒之效，可以用治各种阳气虚弱，失于温养所致的周身恶寒、四肢不温、身体倦怠、气短乏力等病症。

病案 28　脾肾阳虚型甲状腺功能减退案

初诊　郝某，女，49 岁，工程师。1998 年 5 月 23 日就诊。

患者自 5 年前起自觉精神委顿，嗜睡无力，全身畏寒，食欲不振，反应迟钝，记忆力减退等，经某三甲医院进行甲状腺检查，诊断为甲状腺功能减退。经用西药治疗效果不显，转来山西中医学院诊治。

患者主要表现为疲乏无力，精神倦怠，食欲不振，记忆力严重减退，全身恶寒，四肢厥冷，时值 5 月下旬，天气已热，众人已然身着单衣，而此患者仍旧身穿毛衣、毛裤，面色㿠白，问诊时自诉全身恶寒且反应迟钝，往往前言不搭后语，言语断续，腰酸腿困，头发脱落明显，舌淡，苔薄白，脉象迟虚无力。证属脾肾阳虚，气阴不足，治当益气温阳，补肾养阴，方用黄芪建中汤加肉桂、熟地黄治之。

处方　黄芪 30g，桂枝 15g，白芍 10g，生姜 3 片，大枣 6 个，炙甘草 8g，饴糖 10g，肉桂 6g，熟地黄 30g，焦三仙（各）10g。

6 剂，水煎服，日 1 剂，早晚分服。

二诊　6 剂药尽，患者自觉疲乏减轻，四肢虽然仍觉发冷，但已不似从前厥冷，但仍少言懒语，气短。药已起效，但前方补气药物仍嫌不足，乃在前方中加太子参 20g 以

增加补气之力。6 剂,服如前法。

三诊 患者服药之后,自觉症状好转,遂自行连服 20 余剂,自诉药后精力明显增加,记忆力亦有显著改进,四肢转温,全身发冷大减,食欲渐增,患者信心大增。因时值盛夏,患者煎药困难,遂在此方基础上加大药量,改汤为丸,嘱其连续服用近 5 个月,诸症悉减,建议其做甲状腺功能检查,三碘甲腺原氨酸(T₃)、甲状腺素(T₄)等项指标正常。为巩固疗效,嘱其以前方做成丸药连服半年,后患者来告诸症基本痊愈,已能坚持日常工作。迨至其 55 岁退休后,因身体状况尚佳,尚被某单位聘任继续工作。

按语 本例患者来诊时已被诊断为甲状腺功能减退,临床可见疲倦无力,全身畏寒,四肢厥冷,食少纳呆,反应迟钝,记忆力减退,腰腿酸困,头发脱落等诸多症状。依照中医理论分析,当属中气虚馁,脾肾阳虚之证。诚如李东垣在《脾胃论》中所说:"气者,神精之根蒂也。"意即"气"是人体精力充沛和神志清晰的基础,所以"气"是保持神志健全和阴精充沛的根本,因此中气不足则疲倦无力,反应迟钝,食少纳呆。《素问·刺志论》亦指出:"气实者,热也;气虚者,寒也。"若肾阳虚衰,机体失于温煦则全身畏寒,四肢厥冷。治宜温补脾肾,益气生精。方中以黄芪建中汤主入中焦温中补气,以治其人疲乏无力,食欲不振,全身恶寒等症,又因该患脾肾两虚,阳气衰惫,仅用黄芪建中汤力有不逮,故重用黄芪,加用太子参峻补脾胃之气,更加肉桂增强温阳补肾之力,使全身恶寒、四肢厥冷等症得以消散。但甲状腺功能减退本属痼疾沉疴,非旦夕可瘳,故症状减轻后改汤为丸,缓缓图治,以收全功。

病案 29 脾肾阳虚型病态窦房结综合征案

初诊 周某,男,65 岁,研究员。

2002 年初因劳累过度引发心悸、胸闷、乏力等症。经检查诊为病态窦房结综合征。近年来频频发作。2009 年 2 月 10 日下午自觉心悸频作,心率 48 次/分,夜间常因气短、胸闷而突然坐起,且周身乏力,倦怠,午后常觉腹胀,大便时稀,下肢微肿,四肢发冷,头晕时作,面色不华,舌淡红,边有齿痕,脉象沉缓无力。病属心脾阳虚,心神失养,胸阳痹阻。治宜补益心脾。通阳宣痹,兼以利水消肿。方用黄芪建中汤合栝蒌薤白白酒汤加减。

处方 黄芪 30g,桂枝 12g,白芍 10g,炙甘草 8g,大枣 10 个,饴糖 10g,栝蒌皮 15g,薤白 10g,车前子(包)30g。

10 剂,水煎服,日 1 剂,早晚分服。

二诊 患者药后自觉心悸、胸闷、乏力等症稍减,大便呈软便,夜间未发生因气短而"突然坐起"现象,下肢轻微浮肿。头晕仍作,时有耳鸣,步行上楼则气喘,此属肾不纳气,于前方中增生晒参(另炖)4g、黑附片(先煎)8g 以助益气温阳,敛肺定喘之力。继服 20 剂。

三诊 患者药后心悸、胸闷、头晕症状消失,大便正常,四肢转温,气喘减轻,下肢浮肿消失,但仍感乏力,时有耳鸣,心率已增至 56 次/分左右。药已取效,因浮肿已消，故于前方中去车前子，余药继服 30 剂。

四诊　患者心悸、胸闷、气短等主要症状基本消失，行动犹如常人，微感疲倦，治疗已取得显著效果，遂以前方配成丸剂以巩固疗效。1 年后随访患者，知其人已随团外出旅游。1 个月后归来，自觉精神健旺，心率保持在 65 次/分左右，心悸、胸闷未再发作。

按语　中医理论认为"心主血脉""脾主运化"。心气亏虚，鼓动无力则见心悸怔忡、心率缓慢；心阳不振，胸阳痹阻则夜间常见气短、胸闷；脾阳虚寒，失于运化则会产生乏力、倦怠、四肢厥冷、午后腹胀、大便时稀、下肢微肿等症。因此本案属于心脾阳气虚衰，胸阳痹阻，治当益气温阳，通阳宣痹，治用黄芪建中汤合栝蒌薤白白酒汤加减。方中黄芪建中汤温阳益气，温通血脉，温助心脾已虚之阳气；栝蒌薤白白酒汤通阳宣痹、下气散结，又加车前子利水消肿，故初诊药后心悸、胸闷、乏力、浮肿等症均减，而四肢厥冷未效，此为肾阳亦虚，乃在前方中加用参附汤（生晒参、黑附片）峻补阳气，因而三诊时心率增至 56 次/分，四肢转温，气喘亦减。因其人浮肿已消，故在前方中去车前子，嘱其继服余药 1 个月，诸症已愈。为防复发，遂改汤为丸，以图根治。

观《伤寒论》中之桂枝甘草汤即由桂枝、炙甘草二药组成，主要用治"其人叉手自冒心、心下悸，欲得按"等症，而黄芪建中汤即内含桂枝甘草汤，于是在黄芪建中汤基础上更增人参、附子等药以起温通心阳、益气宁神之效，故以之用治心阳亏虚、心脉失养所致的病态窦房结综合征案收效甚佳。

2. 补气通阳

在临床治疗中，黄芪建中汤常可用治阳气不足，失于温煦，血脉不通所致的疾病。从本方组成分析可知，方中黄芪、饴糖、大枣甘温补脾，益气建中；芍药、甘草酸甘化阴，补益阴血，故全方具有补气益血之效。尤妙在桂枝味辛性温，《本经疏证》谓其"通利关节，温经通脉"，故全方具有良好的补气益血，温通血脉的功效。

病案 30　血栓闭塞性脉管炎案

初诊　贾某，男，47 岁，公务员。1976 年 3 月就诊。

1975 年冬，患者因参加农村兴修水利劳动被推土车压伤足趾，经医院检查诊断为软组织损伤，经治疗足趾疼痛有所减轻，但每于受寒时足趾疼痛加重。至第 2 年春，渐感左足拇趾疼痛呈进行性加剧，行走时呈跛行，经医院外科检查诊断为血栓闭塞性脉管炎。使用西药治疗未效，转至中医门诊治疗。患者自述左足拇趾疼痛剧烈，昼夜不息，夜间尤甚，常因疼痛难以入眠，轻度跛行。查其足趾皮色苍白，局部有冷感，足背动脉跳动减弱，自诉足趾疼痛遇冷加剧，得热则减，且患者气短乏力，面色㿠白，形体消瘦，脉象沉弱。证属气血虚弱，阳虚寒凝，脉络不通。治宜补气益血，温阳散寒，活血通络。方用黄芪建中汤合当归四逆汤加减。

处方　黄芪 30g，桂枝 10g，赤芍 12g，甘草 8g，大枣 8 g，当归 25g，吴茱萸 5g，

细辛 3g，通草 9g，桃仁 12g，红花 12g。

10 剂，水煎服，日 1 剂，早晚分服。

二诊 患者服完中药后自觉足趾疼痛有所减轻，因距医院路途较远，遂在附近医院按原方取药继服 20 剂，药后足趾疼痛明显减轻。复诊时患者自诉足趾冷感亦减，皮色仍显苍白，乃取阳和汤之意于前方加麻黄 3g、白芥子 6g、肉桂 3g、炮山甲 8g、苏木 10g 以增强散寒通络、温通血脉之效。继服 30 剂。

三诊 患者足趾疼痛轻微，局部微有冷感，步行已如常人，但皮色仍显苍白。自觉常感咽干，夜间微觉咽痛，此为上方药性温热，灼伤咽喉，遂于前方中去肉桂，改细辛为 2g，加金银花 20g，继服 30 剂。

四诊 患者足趾已不感疼痛，患部皮色基本正常，足趾已无冷感，行走已无跛行，足背动脉跳动增强。遂以三诊处方嘱其继服 20 剂。为巩固疗效，嘱其服完汤剂后，将前方改为丸剂，丸重 9g，每日 3 次，每次 1 丸，连服 2 个月。后随访患者，局部疼痛消失，足趾转温，足背动脉跳动基本恢复，遂告临床治愈。

按语 本例患者初诊之时，因患血栓闭塞性脉管炎足趾冷痛，病属气血亏虚、阳虚内寒，血脉涩滞。选用黄芪建中汤合当归四逆汤加减治疗，意在补气益血、温阳散寒、温通血脉。因虑及患者冬季感寒，又被重车碾压，仅用黄芪建中汤合当归四逆汤似有病重药轻之虞，故在上方中加用吴茱萸、肉桂、细辛、通草、桃仁、红花以增强温经通络、活血祛瘀之效，故二诊时足趾疼痛业已明显减轻。但患者足部皮色苍白，足趾发冷，此为下焦寒邪及瘀阻仍未尽除，遂取阳和汤之意，于前方中又加麻黄 3g、白芥子 6g、肉桂 3g、炮山甲 8g、苏木 10g 以增强散寒通络、温阳通脉之效。三诊时患者足趾疼痛轻微，局部微觉冷感，皮色仍显苍白，自觉咽干、咽痛，此为前药属于温热之品，久服可致上焦郁热，遂于前方中去肉桂，改细辛为 2g，加金银花 20g 以清上焦郁热。继服 50 剂后患者症状基本消失，为巩固疗效遂改汤为丸，连服 2 个月竟收全功。

病案 31　脾阳不足致不宁腿综合征案

初诊 李某，男，45 岁，某公司经理。2009 年 2 月 18 日就诊。

患者自诉 1 年以来双下肢小腿部酸困难耐，甚则拘挛疼痛，尤其是在夜间休息时症状加重，活动或揉按腿部后症状减轻。细询后发现，患者四肢发冷，尤以下肢为甚，局部症状在受冷或长距离步行后增重，患者自诉周身乏力，下肢酸软，日常工作时间常感疲乏倦怠，处理事务时精力不够集中，综合能力下降，面色萎黄，动则汗出，饮食尚佳。平时睡眠尚可，但因腿部酸困症状严重，甚则常需夜间起床活动之后方能减轻，因而严重影响睡眠。舌淡少苔，脉象沉缓无力。病属气血虚弱，脾阳不足，四肢失于温煦。治宜益气养血、温阳通络，兼以止汗。方用黄芪建中汤加减。

处方 黄芪 30g，桂枝 10g，白芍 30g，生姜 3g，炙甘草 10g，大枣 10g，肉桂 4g，木瓜 15g，浮小麦 30g，麻黄根 30g，煅龙骨 30g。

6 剂，水煎服，日 1 剂，早晚分服。

二诊 药后下肢肌肉酸困、拘挛、怕冷、自汗等症明显减轻，但仍感下肢拘紧，周身乏力。窃思患者罹病日久，气血虚甚，乃在前方中加太子参 25g、当归 20g 以增强补气养血之力。继服 15 剂。

三诊 患者自觉肢冷、拘挛、自汗已止，下肢酸困感业已减轻，精力稍有恢复，睡眠亦有改善，处理日常事务已不感乏力。原方继服 15 剂。

四诊 患者下肢已不感酸困，即使步行时间较长亦无不适，唯近日微感咽痛，考虑所用方药乃系温热之品，长期服用必然助热生火，于前方中减去肉桂、浮小麦、麻黄根、煅龙骨，加冬凌草、金荞麦、青果各 10g，续服 7 剂，遂告痊愈。

按语 本例患者症见双下肢小腿部酸困难耐，甚则拘挛疼痛（腓肠肌痉挛），且在长距离步行后增重，兼见乏力倦怠、面色萎黄，动则自汗，舌淡，脉沉缓无力，此属气血虚弱，筋脉失养；下肢发冷，夜间多发，又属下焦阳气虚寒，失于温煦。因此治当益气养血、温阳通络、舒缓筋脉。方中重用黄芪峻补中气；白芍、甘草酸甘化阴，养血缓急；以桂枝、生姜、大枣辛甘养阳，温阳通脉。方中更加肉桂温阳散寒，木瓜缓解筋脉挛急。因其人动则汗出，重伤阴血津液，增重筋脉挛急，故加浮小麦、麻黄根、煅龙骨收敛止汗。诸药合用，共奏益气养血、温阳通络、缓解筋脉拘挛之效。药后诸症均减，但仍感下肢拘紧，周身乏力，此系患者患病日久，气血未复，故仍在前方中增加太子参 25g、当归 20g 以增强补气养血之力。三诊时患者下肢拘急、发冷、乏力、汗出等症明显改善，唯下肢仍有酸困感；又因肉桂、桂枝可温阳散寒，但亦可辛温助热，灼伤咽喉引发咽喉疼痛之弊，遂四诊时在前方中去肉桂、浮小麦、麻黄根、煅龙骨等温阳固涩之品，加冬凌草、金荞麦、青果以清咽止痛，故患者药后诸症悉安，遂告治愈。

3. 调和阴阳

黄芪建中汤除具有温中益气作用之外，尚有良好的温阳益阴、调和阴阳功效。方中桂枝、生姜、甘草、大枣辛甘养阳，芍药、甘草酸甘化阴，更有黄芪、饴糖补益中气，使阴阳气血生化有源，故全方具有温阳益阴、调和阴阳之效。因此，尤在泾在《金匮要略心典》中说："欲求阴阳之和者，必于中气，求中气之立者，必以建中。"即是强调黄芪建中汤具有温阳益阴，调和阴阳的作用。

病案 32 中阳不足型男子不育症案

初诊 郭某，男，39 岁，炊事员。1976 年 7 月 28 日就诊。

患者结婚 11 年，至今夫妻没有生育。经医院检查，妻子生育功能正常，郭某精子数量减少，活力不足。患者自觉疲乏无力，食少纳呆，喜热饮食，形体消瘦，四肢不温，常感腰酸腿软，手心发热，性功能尚可，唯常常早泄，舌淡胖大，中有裂纹，脉沉细无力。证属阳气虚寒，阴虚内热，阴阳两虚。治宜温助阳气，养阴清热。治用黄芪建中汤加减。

处方　黄芪 25g，桂枝 10g，白芍 10g，甘草 3g，大枣 6g，肉桂 8g，知母 10g，生地黄 20g，黄柏 6g。

15 剂，水煎服，日 1 剂，早晚分服。

二诊　患者服完药后疲倦乏力、四肢冷感、手心发热稍减，余症仍存。药虽取效，但有药力不足之嫌，遂改用黄芪 30g、肉桂 10g、生地黄 30g、黄柏 8g，加用金樱子 30g 以增强补气温肾，滋阴涩精之效。继服 15 剂。

三诊　患者自诉已不感疲乏，四肢转温，手心已不发热，腰腿酸困、早泄亦有好转。因考虑不育之症并非旦夕可愈，当久服缓治方可取效，遂改汤为丸，丸重 9g，每服 2 丸，日服 2 次，早晚分服。患者坚持服药 2 年后来告，余症悉愈，已喜得一子。

按语　不育不孕一症颇为难治，实非乔教授所长，但因患者求嗣心切，苦苦求治，只得试予治疗。因患者疲乏无力，食少纳呆，喜热饮食，四肢不温，舌淡胖大，脉象无力，此为中气虚寒；手心发热，腰酸腿软，早泄频作，脉象沉细，又属肾阴不足，阴虚内热。综合以上病机，本病当属阴阳两虚，中气不足，治宜温助阳气，养阴清热，故仿二仙汤之意，拟黄芪建中汤加肉桂、知母、生地黄、黄柏治之。岂料药后竟然获效，患者疲倦、肢冷、手心发热等症均减，但虑上方药力不逮，乃增加黄芪、肉桂、生地黄、黄柏用量，加用金樱子固涩精液。三诊时因已服药近 30 剂且诸症均愈，但仍未能受孕，细思该病乃为痼疾，应缓缓图治，遂改汤为丸，以期久久收功，嘱患者坚持服药，2 年之后竟得子嗣。

病案 33　中气不足型更年期综合征案

初诊　朴某，女，54 岁，退休职工。2019 年 9 月 11 日就诊。

患者自诉近半年来月经紊乱，常感身体畏寒，四肢厥冷、倦怠无力，咽干口燥，烘热频作，腰腿酸冷，舌体瘦小，舌质嫩红且有多个短小裂纹。本证属阴阳俱衰，中气不足。治宜温阳益气，滋阴清热。方用黄芪建中汤加补骨脂、知母、黄柏、生地黄。

处方　黄芪 25g，桂枝 10g，生姜 3g，白芍 10g，甘草 6g，大枣 10g，知母 10g，黄柏 8g，生地黄 20g，补骨脂 10g。

10 剂，水煎服，日 1 剂，早晚分服。

二诊　药后患者自觉身体畏寒、烘热、咽干口燥等症减轻，仍感倦怠乏力、腰腿酸软、心烦急躁、睡眠不佳。前方重用黄芪 30g，加用太子参 20g 补益中气，更加栀子 6g 清心除烦，生地黄 20g、麦冬 20g 补益肾阴。继服 30 剂。

三诊　患者药后月经紊乱有所好转，全身恶寒、疲乏无力、心情烦躁、腰酸腿冷明显减轻，烘热亦止，仍感难以入寐，遂于前方之中更加炒酸枣仁、煅龙骨、生磁石各 30g，续服 20 剂。患者服药后已能安睡，余症亦愈。

按语　更年期综合征系妇女由中年向老年过渡的生理转折期间，由于性腺功能衰退，性激素减少，神经体液调节失常而出现的以自主神经功能紊乱为主的症候群，常可延续数月或数年之久。从中医理论分析，本案患者身体畏寒、腰腿酸冷、四肢厥冷证属脾肾阳虚；咽干口燥，烘热频作，心烦急躁、舌体瘦而嫩红则属肾阴亏虚、虚火上炎；倦怠无力系因中气虚弱而致。综合以上症候可知，本证属于脾肾两虚，阴阳俱衰，中气不足。治宜温阳益气，滋阴清热。治用黄芪建中汤加补骨脂、知母、黄柏、生地黄，系因方中小建中汤加补骨脂温补脾肾之阳；知母、黄柏、生地黄滋肾中之阴、清肾中虚火；更以黄芪峻补中气，故而药后畏寒、烘热、咽干口燥、倦怠乏力得以减轻。因患者仍有倦怠、腿酸、心烦、难寐等症，因此在前方中重用黄芪，加用太子参补脾益气，加用栀子清心除烦，生地黄、麦冬补益肾阴。药用 30 剂后，诸症均有好转，但其人仍感难以入寐，乃在前方之中更加炒酸枣仁、煅龙骨、生磁石养心安神，继服 20 剂而告治愈。

本例患者原可用二仙汤为主治疗，本案却采用黄芪建中汤加补骨脂、知母、黄柏、生地黄者，系因黄芪建中汤中之小建中汤具有很好的调和阴阳的作用，亦即古代医家所说"欲求阴阳之和者，必于中气，求中气之立者，必以建中"之意。医者因恐此方药力和缓，更加补骨脂、知母、黄柏、生地黄、太子参等以速取效，故而收效颇佳。

4. 益气固表

黄芪建中汤不仅可以治疗脏腑气血虚弱、阴阳不足而致的病位偏里诸多虚劳病，又方中君药黄芪善于走表而具有益气固表、补气托毒、扶正生肌等功效，方中桂枝汤功擅调和营卫，故全方可以用治许多由于卫气不足、表卫不固、营卫不和而引发的多种病位偏表的疾病。

病案 34　气血不足型瘘管久不愈合案

初诊　黄某，女，28 岁，农民。1976 年 2 月由内科转中医科治疗。

患者 2 年前因治疗肺结核长期肌内注射链霉素不慎感染而致臀部肌肉腐烂、化脓，形成瘘管，深约 2cm，患者臀部长年流脓不止，局部疼痛，痛苦异常。2 年来，经用口服西药及静脉滴注抗生素、手术清创及引流等治法，创口依然不能愈合。经查该患者局部肤色淡红，引流条上可见脓色淡黄，渗出物较多、质稀。患者面色㿠白，神疲乏力，精神不振，舌淡无苔。综合以上症状分析，本证病属气血亏虚，热毒未清。治宜益气养血，托毒生肌。方用黄芪建中汤加当归、金银花、蒲公英、皂角刺治疗。

处方　黄芪 30g，当归 20g，桂枝 8g，赤白芍各 10g，生甘草 6g，大枣 8g，金银花 20g，蒲公英 20g，皂角刺 8g。

15 剂，日 1 剂，早晚分服。同时，仍然坚持按时引流，定期换药。

二诊　患者局部渗出物减少，脓液颜色已不发黄，局部疼痛减轻，显示炎症已经减轻。药已起效，效不更方，仍以前方更加煅龙骨、煅牡蛎各 30g 以收湿敛疮，先后继服 40 余剂，患者局部已无脓液排出，瘘管逐渐闭合，遂告痊愈。

按语　患者由于肌内注射不当形成臀部瘘管流脓不止，局部疼痛，2 年来痛苦不堪，经用各种方法治疗依然罔效，故寻中医一试。经详细检查患者症状，发现局部肤色淡红，脓液淡黄，渗出物质稀，又兼面色㿠白，神疲乏力，舌淡无苔，均系气血亏虚，热毒未清，正虚不能托毒外出，以致脓毒内滞，余毒难泄，是以瘘管久不收口。治应益气养血、托毒生肌。之所以采用黄芪建中汤加味治疗者，系因黄芪擅能走表，益气托毒，生肌敛疮，为治疗疮毒气虚，邪毒内陷，久不收口之佳品，诚如《神农本草经》所说，黄芪"主痈疽久败疮，排脓止痛"，故以黄芪为君药；配用当归者，系取当归与黄芪二者相伍功擅益气补血之效。更以方中之桂枝汤调和营卫，鼓舞阳气。加用金银花、蒲公英清解余邪，皂角刺消散通透、软坚溃脓。因药证合拍，服药15剂后气血稍复，热毒亦除，脓少色清，已取得一定疗效，复加煅龙骨、煅牡蛎收敛疮口，并嘱其坚持服药，先后服药40余剂，使脓液尽除，气血充盈，终使罹患长达2年之久之瘘管顽疾终获治愈。

病案 35 表虚风袭型荨麻疹久治不愈案

初诊 问某，女，23岁。1989年5月21日就诊。

患者患荨麻疹2年余，自诉罹患荨麻疹以来，稍受风冷即全身引发荨麻疹，初起形如细小红疹，继则形成丘疹，甚则相连成片，皮色如常，瘙痒不止。搔抓后皮色发红，时有汗出，恶寒不甚。经治疗或数日后自行消退，但一受风冷则痒疹又起，严重影响休息和学习。细观患者局部肤色不变，其人恶风，动则汗出，四肢可见丘疹状荨麻疹，皮色如常，自诉遇冷后发疹益甚，微感乏力，舌淡苔薄。证属表虚风袭，风邪犯表。治当疏风散邪、益气固表。方选黄芪建中汤去饴糖合玉屏风散化裁。

处方 黄芪20g，桂枝10g，白芍9g，生姜3g，甘草4g，大枣5g，生白术10g，防风10g，荆芥10g，蝉衣（后下）8g。

6剂，水煎服，日1剂，早晚分服。

二诊 患者药后自诉肌肤微微汗出，荨麻疹明显减少，瘙痒减轻，乏力稍减，余症同前。为增加祛风止痒疗效，前方中更加蛇床子10g、地肤子（包）20g，嘱患者继服6剂。

三诊 患者服后复诊，荨麻疹基本痊愈，肤痒已止，精力恢复，已不感乏力，但自汗仍存，此为患者表气虚弱日久，一时难以恢复，仍易复感风邪，引发痼疾。为巩固疗效，嘱其继服成药玉屏风散益气固表，每服10g，每日2次，连服15天以善其后，遂告痊愈。

按语 本例患者罹患荨麻疹日久，每遇风冷即发，瘙痒不止，丘疹皮色不变，此为风邪袭表；其人常感乏力，动则自汗，舌色淡白，明系表虚不固，其证故属表气虚弱，风邪外袭。方用黄芪建中汤去饴糖加玉屏风散加味者，是以黄芪建中汤中之桂枝汤疏风解肌，调和营卫；更以玉屏风散益气固表，使风邪无由入里，复加荆芥、蝉衣及防风疏散风邪，弃饴糖不用者系因饴糖味甘性缓容易恋邪，不利风邪速去。全方具有疏风止痒，固表止汗之效，故服后风邪蠲散，表虚得复，故此患者肤痒得以减轻，荨麻疹减少，自汗、乏力俱减。为迅速治愈该病，二诊时又加蛇床子、地肤子增加祛风止痒之力。三诊时荨麻疹已基本治愈，但尚有自汗症状，此属表虚未愈，极易复感风邪。为实表御邪，防止复发，嘱其继服成药玉屏风颗粒半个月，俾表气充实，御邪有力，则可预防荨麻疹再次发作。

综上所述，不难看出，黄芪建中汤具有益气温中、缓急止痛、益气通阳、调补气血、调补阴阳、调和营卫、固表止汗等多重功效，运用范围十分广泛，用治多种疾病具有十分显著的疗效。

第四章 学术成就

乔模教授，自 1970 年北京中医学院毕业迄今从事中医医疗工作 53 载，尤其擅长治疗胃肠道疾病、呼吸道疾病、外感热病及内科多种疑难杂症。先后出版《名方治疗疑难杂病》等论著 33 部，在国家级和省级中医杂志上发表《经典方剂治疗慢性萎缩性胃炎的体会》等论文 40 余篇，多次在国际、国内中医学术会议上主持并宣读有关学术论文，在国内张仲景学说专业及临床治疗方面具有一定影响。

一、创立了治疗胃肠病的独特"三虚六实辨治法"

胃病是一种常见病、多发病。主要症状为胃脘疼痛、胀满、吞酸、呃逆、嘈杂、食少纳呆等症。包含了急慢性胃炎、慢性萎缩性胃炎、消化性溃疡、胃下垂、胃黏膜脱垂、胃瘫、胃神经官能症等多种疾病。据统计，普通人群一生中大约有 80% 的人会患有或患过胃病，其给患者的工作和身体带来极大的痛苦和困扰。从各种报道观之，中医治疗胃病虽然具有一定的优势，但在辨证论治方面仁者见仁，智者见智，众说纷纭，莫衷一是。有的综述将胃病的辨证分型概括为数十种，详则详矣，但辨证分型过于纷繁复杂，临床难于掌握运用。为此，乔教授为了研究出便于医者掌握运用的辨证治疗胃病的方法，潜心研究并查阅了大量有关古典医著和现代论文论著，并结合个人多年从事医疗工作的经验，提出了运用"三虚六实辨治法"治疗胃病的系列治法，取得了执简御繁、疗效显著的效果。

1. 中医经典理论对胃病的认识

为了探讨古代中医经典医著对胃病病因、病机和治法的论述，乔教授对《金匮要略》《伤寒论》等经典理论中有关论治胃病的论述和方证作了详细的统计和分析，从中寻找治疗胃病的有关理论和治疗方法，以便古为今用，促进胃病的治疗。

《金匮要略》是张仲景主要治疗杂病的专著。乔教授对《金匮要略》进行了详细的统计分析，发现在《金匮要略》中涉及上述有关病证及主症者计有 21 种，主要为百合、狐惑、虚劳、肺痿、奔豚气、胸痹、心痛、腹满、寒疝、宿食、痰饮、消渴、水气、黄疸、呕吐、下利、蛔厥、妊娠恶阻、郁冒、产后腹痛、妇人杂病等病。涉及方证计有 56 个，如百合地黄汤证、甘草泻心汤证、小建中汤证、黄芪建中汤证、大黄䗪虫丸证、甘草干姜汤证、麦门冬汤证、奔豚汤证、橘枳汤证、枳实薤白桂枝汤证、人参汤证、桂枝生姜枳实汤证、乌头赤石脂丸证、厚朴七物汤证、厚朴三物汤证、大承气汤证、大柴胡汤证、附子粳米汤证、大建中汤证、大黄附子汤证、赤丸汤证、乌头煎证、当归生姜羊肉汤证、乌头桂枝汤证、瓜蒂散证、苓桂术甘汤证、甘遂半夏汤证、泽泻汤证、小半夏汤证、小半夏加茯苓汤证、己椒苈黄丸证、五苓散证、苓甘五味姜辛半夏汤证、枳术汤证、茵陈蒿汤证、桂枝去芍药加麻黄细辛附子汤证、栀子大黄汤证、大黄硝汤证、小柴胡汤证、吴茱萸汤证、半夏泻心汤证、黄芩加半夏汤证、四逆汤证、大半夏汤证、大黄甘草汤证、茯苓泽泻汤证、半夏干姜汤证、生姜半夏汤证、橘皮汤证、橘皮竹茹汤证、小承气汤证、乌梅丸证、桂枝汤证、干姜半夏丸证、当归芍药汤证、橘皮大丸证等。

综上所述，就胃病病邪而言有虚、实之分。其属实邪为患者依据致病多寡排序，依次为水饮痰湿、热邪、食积、气郁、寒邪、瘀血六种，其致病频次分别为 24、20、7、5、3、1。致病虚邪依次为阳虚（脾阳虚为主）、气虚（脾胃气虚为主）、阴虚、血虚四种，其致病频次分别为 26、14、6、3。

乔教授在对《伤寒论》病邪统计分析中发现，涉及上述有关病证及主症者计有 8 种，即太阳病、阳明病、少阳病、太阴病、少阴病、厥阴病、霍乱、瘥后劳复，载有治疗方证 36 个。其中涉及太阳病方证如厚朴生姜半夏甘草人参汤证、苓桂术甘汤证、甘草干姜汤证、桂枝人参汤证、小陷胸汤证、大陷胸汤证、三物白散证、大黄黄连泻心汤证、附子泻心汤证、半夏泻心汤证、甘草泻心汤证、旋覆代赭汤证、生姜泻心汤证、五苓散证、黄连汤证、十枣汤证、瓜蒂散证。阳明病方证 5 个，即调胃承气汤证、大承气汤证、栀子豉汤证、小承气汤证、茵陈蒿汤证。少阳病方证 4 个，即小柴胡汤证、大柴胡汤证、柴胡桂枝汤证、柴胡桂姜汤证。太阴病方证 3 个，即四逆汤证、桂枝加芍药汤证、桂枝加大黄汤证。少阴病方证 3 个，即通脉四逆汤证、真武汤证、吴茱萸汤证。厥阴病方证 2 个，即乌梅丸证、干姜黄芩黄连人参汤证。霍乱病方证 1 个，即理中丸证。瘥后劳复方证 1 个，即竹叶石膏汤证。

在《伤寒论》有关病因中，致病实邪有 3 种，根据致病多寡排序，依次为热邪、水饮痰湿、寒邪，其致病频次比例为 20∶13∶4。致病虚邪有 5 种，依上法排序，依次为脾气虚、脾阳虚、肾阳虚、血虚、阴虚，其致病频次比例为 10∶8∶3∶1∶1。

依上法对《温病学》（全国高等中医院校教材）统计研究发现，涉及有关疾病计有风温、春温、暑温、湿温、伏暑 5 种疾病。有关方证 23 个。其中风温方证 4 个，即沙参麦冬汤证、小陷胸汤证、调胃承气汤证、牛黄承气汤证。春温方证 3 个，即增液承气汤证、新加黄龙汤证、桃核承气汤证。暑温方证 2 个，即白虎加苍术汤证、三石汤证。湿温方证 11 个，即藿朴夏苓汤证、三仁汤证、雷氏宣透膜原法、雷氏芳香化湿法、甘露消毒丹、王氏连朴饮、一至五加减正气散。伏暑方证 3 个，即黄连香薷饮证、蒿芩清胆汤证、枳实导滞汤证。

在《温病学》教材中，有关病邪中属于实邪者，根据致病多寡排列，依次为热（暑）邪、湿邪、痰饮、食滞、瘀血，其致病频次比例为 15∶12∶3∶2∶1，属于虚邪者，依次为阴虚和气虚，其致病频次分别为 3∶1。

综上所述，从对《金匮要略》《伤寒论》《温病学》等著作有关胃病的统计及归纳可以看出，张仲景认为：胃病的致病实邪为寒邪、热邪、痰湿、气滞、血瘀、食积6种邪气；导致胃病的虚邪有气虚、阳虚、阴虚、血虚4种邪气。以上研究为后世治疗胃病提供了有力的理论依据及治疗基础。

2. 现代中医对胃病的研究

现代中医学者对慢性浅表性胃炎、消化性溃疡、慢性萎缩性胃炎、胃神经官能症、胃下垂、胃黏膜脱垂、胃瘫等疾病的研究十分深入，发表的论文、著作不可胜数，目不暇接。乔教授研读了大量中医名家的著作理论，譬如施今墨先生"治胃八法"、秦伯未先生"治疗胃脘痛，须辨气、寒、虚"、董建华先生"胃脘痛通降十法"、马骥先生"十种胃痛辨治经验"、印会河先生"根据主症分型治疗胃脘痛"等昔贤经验，开阔了眼界，汲取了学术营养。乔教授在查阅大量现代论文、著作后，认为李富生、牛满江等专家在所著《常见病中医临床治疗进展》中综合研究了近年来有关胃病辨证分型的临床资料2184例，对胃病的分析极为详尽，提出以胃炎为代表的胃部疾病大体可以分为脾虚气滞型、肝胃阴虚型、脾胃湿热型、肝胃不和型、脾胃虚寒型、胃阴不足型、脾胃虚弱型、肝胃不调型、肝郁化热型、胃气虚弱型、中气不足型、胃阳虚型、胃阴阳两虚型、中虚气滞型、脾虚胃热型、脾胃郁热型、脾肾阳虚型、血瘀阻络型、阴虚热郁型、虚寒兼气滞型、痰浊中阻型、气阴两虚型、湿热内蕴型、气虚湿热型、阴虚燥热型、肝胃气滞型、气滞血瘀型、阴虚血瘀型、虚寒血瘀型、气虚血瘀型、湿热血瘀型、气虚湿滞夹热型、气阴虚滞热夹湿型、气虚瘀湿夹热型、气阴虚瘀热夹湿型等证型。乔教授对上述证型涉及慢性胃炎的病因病机、病位进行进一步研究分析、总结，统计归纳如表4-1、表4-2所示。

表 4-1 2184 例慢性胃炎病因病机统计

病因病机	数量	占比（%）
气虚	474	21.7
阴虚	313	14.3
阳虚	219	10.0
热盛	377	17.2
肝郁	250	11.4
痰湿	250	11.4
瘀血	219	10.0
寒凝	60	2.7
食积	22	1.3

通过表4-1的统计可以看出，2184例慢性胃炎患者的病因病机可以分为两类，一类属于因虚致病，其病因病机依多寡排序，依次为气虚、阴虚、阳虚；属于实邪为患者，依次为热盛、肝郁、痰湿、瘀血、寒凝和食积。

通过表4-2的统计可以发现，2184例慢性胃炎患者的主要病位是脾胃、肝、肾四个脏腑，其中发生胃病最多的脏腑是脾胃，其次是肝，再其次为肾。

表 4-2　2184 例慢性胃炎病位统计

病位	数量	占比（%）
脾胃	1628	74.5
肝	362	16.6
肾	194	8.9

此外，李氏等[1]尚对近十年来有关消化性溃疡的 32 篇论文中，总计 4775 例患者的资料进行了深入的研究，提出目前中医界对该病的辨证分型主要有 35 个证型，即：脾胃虚寒型、肝胃不和型、肝气犯胃型、肝胃郁热型、气滞血瘀型、胃阴虚弱型、肝郁脾虚型、肝郁化火型、胃中郁热型、中焦湿热型、宿郁阻络型、脾虚胃热型、血瘀型、气滞型、脾胃虚寒型、脾胃实热型、寒热夹杂型、气血两虚型、阴虚型、肝胃气郁型、脾胃虚滞型、中虚气滞型、气滞湿阻型、痰饮型、脾阳虚型、胃络血瘀型、脾虚血瘀型、肝胃不和气滞型、脾胃虚寒气滞型、胃阴不足型、虚火内扰型、痰湿困脾型、中焦积饮型、阳虚内寒型、阳虚胃弱型。在此基础上，乔教授对上述证型的病因病机、病位进行了统计分析，结果如表 4-3、表 4-4 所示。

表 4-3　消化性溃疡病因病机统计

病因病机	数量	占比（%）
气虚	1021	21.4
阳虚	682	14.3
阴虚	511	10.7
肝郁	950	19.9
热盛	520	10.9
瘀血	426	8.9
湿滞	426	8.9
寒凝	172	3.6
食积	67	1.4

通过表 4-3 的统计可以看出，4775 例消化性溃疡患者的病因病机亦可分为两类，其中属于因虚致病者，其病因病机主要为气虚、阳虚、阴虚；属于实邪为患者，其病机主要为肝郁、热盛、瘀血、湿滞、寒凝和食积。

表 4-4　消化性溃疡病位统计

病位	数量	占比（%）
脾胃	3314	69.4
肝	1069	22.4
肾	392	8.2

通过表 4-4 的统计可以发现，4775 例消化性溃疡患者的主要病位是在脾胃、肝、肾四个脏腑，其中发生本病最多的脏腑是脾胃，其次是肝，再其次为肾。

通过以上 2184 例慢性胃炎患者和 4775 例消化性溃疡患者的病因病机分析可以看出，二者虽然是两种截然不同的疾病，但二者病因病机方面却有惊人的相似之处，值得借鉴。即均可分为虚、实两种类型，其证属虚者，可分为脾胃气虚、脾胃阳虚、脾胃阴虚三型；其证属实者，则可分为肝气郁结、胃中蕴热、瘀血阻络、湿滞中焦、寒邪凝胃和脾胃食积六类。

3. 自拟"三虚六实辨治法"治疗胃病

乔教授在长期治疗胃病的临床实践中，深刻认识到胃病的种类虽然繁多，但其病机却有许多共同之处，因此在汲取经典著作论述及现代医家经验的基础上，结合个人数十年治疗心得体会，总结出 "三虚六实辨治法"，该方法简便易行、疗效显著。所谓"三虚"，即脾胃气虚、脾胃阳虚、脾胃阴虚；所谓"六实"即肝气郁结、胃中蕴热、瘀血阻络、湿滞中焦、寒邪凝胃、脾胃食积。"三虚"与"六实"单独为病或相互组合为害，即会形成多种病机，涵盖了各种急慢性胃炎、慢性萎缩性胃炎、消化性溃疡、反流性食管炎、结肠炎等纷繁复杂的胃肠道疾病的病因病机，不但易学易用，而且易于掌握，疗效明显。乔教授曾应用"三虚六实辨治法"系统观察治疗了 120 位各种胃病患者，收效显著。现将其病因病机列表如下（表 4-5）。

表 4-5　120 例慢性胃病患者病因病机统计

虚证证型	占比（%）	实证证型	占比（%）
脾胃气虚	30.32	肝胃不和	21.5
脾胃阳虚	28.42	脾胃寒湿	9.6
胃阴不足	2	脾胃湿热	7.16
		食积脾胃	0.5
		胃络瘀阻	0.5
合计	60.74		39.26

从以上统计可以看出：①在上述虚证患者中，以脾胃虚弱（含脾胃气虚、脾胃阳虚、胃阴不足）者最为多见，约占病例总数的 60.74%。而在脾胃虚弱型患者中，又以脾胃气虚型患者居多，脾胃阳虚型次之，胃阴不足者较为少见。②在实证患者中，则以肝胃不和型居多，约占病例总数的 21.5%，而其他证型（脾胃寒湿、脾胃湿热、食积脾胃、胃络瘀阻等）仅占 17.76%。

通过以上统计不难看出，对 120 例临床病例实地观察分析再次印证了"三虚六实辨治法"符合患者的实际病情，同样也证明了"三虚六实辨治法"的实用性。

病例 36 脾胃气虚型胃胀案

初诊 齐某，女，67 岁，退休职工。2017 年 5 月就诊。

患者近 3 年来腹胀逐渐加重，尤以夜间或午睡后腹胀严重，近日夜间 2～3 时常因胃胀严重，需起床在屋内走动 1 小时胀满方可稍减。中午不敢午睡，常恐午睡后脘胀难耐。饮食减少，尤其晚饭不能多食，多食则下午腹胀增重。体重日渐减轻，面色苍白，疲乏无力。舌质色淡，边有齿痕，苔少，脉沉弱。经胃镜检查：胃窦部黏膜红白相间，以红为主，并伴有糜烂，诊为慢性浅表性胃炎。证属脾胃气虚，失于运化，气滞胃腑。治宜补脾益气，行气除胀。方用香砂养胃汤加减。

处方 太子参 25g，炒白术 10g，茯苓 10g，甘草 4g，神曲 15g，木香 10g，枳壳 10g，川朴 10g，陈皮 10g。

7 剂。水煎服，早晚分服。

二诊 药后胃胀微减，饮食少增，夜间虽仍胀满，但已能忍受。药获初效，乃在前方中加枳实 9g 以增加行气除胀之效，嘱服 7 剂。

三诊 药尽复诊，自述胃胀已显著减轻，夜间胃胀已不明显，中午也能午睡片刻，继以前方连服 14 剂。

四诊 患者来诊时，胃胀轻微，嘱其继服上方 14 剂，每日晚饭后步行 1 小时以增进脾胃消化能力。半年后来告，经医院复查慢性浅表性胃炎已获痊愈。

病例 37 脾胃虚寒型胃瘫案

初诊 李某，51 岁，职工。2022 年 8 月 13 日来院就诊。

患者自述因患十二指肠肿瘤进行手术切除后引发胃瘫症，近 2 个月来患者感觉胃脘饱胀，不思饮食，滴水不进，全靠输液补充营养物质维生，患者疲乏无力，身体日渐消瘦，患病以来体重已减轻 20 余斤。不进饮食尚可，稍进食物或饮水则胃脘饱胀异常，恶心欲吐，面色萎黄，身体消瘦，言语低微。平素胃脘部喜热畏寒，常喜热熨，舌淡边有齿痕，脉象沉弱无力。证属脾胃虚寒，治宜温中散寒，补脾益气。方用理中汤加香砂六君子汤化裁。

处方 炮姜 8g，党参 15g，炒白术 10g，茯苓 10g，甘草 4g，焦神曲 20g，木香 10g，陈皮 10g，砂仁 10g，炒枳壳 10g。

14 剂，水煎服，早晚分服。

二诊 患者药后胃胀减轻，饮食增加，渐感身体有力。仍感胃脘怕冷、乏力。已取微效，乃在前方中加高良姜 3g、黄芪 15g，嘱其继服 14 剂。

三诊 胃胀消除，饮食增加，唯感时有食后胃脘饱胀，考虑胃瘫属于难治性疾病，非旦夕可图，需长期服药方可改善胃功能，遂嘱其继续服用前方 1 个月。

四诊 药后患者如期复诊，自述胃胀症状消失，饮食增加。嘱其继服附子理中丸和香砂养胃丸 1 个月以巩固疗效。

病例 38　中焦湿热，脾胃气虚型胃脘胀痛案

初诊　李某，男，64 岁，农民企业家。

患者因胃部长期胀痛来山西中医学院附属医院就诊。经胃镜检查确诊为轻度慢性萎缩性胃炎。

患者自述胃部胀痛 10 余年，近来胀痛增剧，胃脘灼热，拒按，口干不欲多饮，口中有酸腐之气，食少，消瘦，乏力。舌红苔黄厚腻，脉象沉数无力。患者自述系因办企业之故，应酬较多，"饮食自倍，脾胃乃伤"，故致湿热内停，壅滞脾胃，渐伤中气而发病。病属湿热之邪，壅滞脾胃，中气匮乏。治当清热化湿，行气除胀，兼以益气。方宜半夏泻心汤合藿香正气散加减。

处方　黄芩 6g，黄连 6g，党参 10g，法半夏 10g，甘草 3g，藿佩兰（各）15g，炒苍白术（各）10g，苏梗 10g，陈皮 10g，白蔻（打）10g，川朴 10g，砂仁（打）10g，焦三仙（各）10g。

7 剂，水煎服，早晚分服。

二诊　自觉药后胃胀、胃痛均已减轻，胃中灼热亦减，舌红苔黄而腻。诸症均减，药已中病，唯湿邪依旧，嘱其继服前方 10 剂。

三诊　患者药尽来告，胃胀又发，胃痛时作，望诊发现患者舌苔非但厚腻未减，而且增厚为黄厚腻苔。细询患者近日饮食，自诉因工作关系，常常需陪客户进餐，餐后常常胃痛胃胀增剧，始知胃脘胀痛不减的原因乃为过食肥甘厚味所致。嘱其节制饮食，多食清淡食品。在前方基础上增加草果、草蔻各 10g，7 剂，水煎服，服法同上。

四诊　患者药后复诊，胃痛、胀满业已显著减轻，舌苔业已变为薄黄腻，仍感乏力，此为湿热之邪虽已减退，但余邪未除，脾胃气虚。乃于前方中改党参为 15g，先后继服 2 月余，遂告临床治愈。

按语　以上三例典型胃病案例，病案 36 为慢性浅表性胃炎，证属脾胃气虚；病案 37 为术后引发的胃瘫症，证属脾胃虚寒；病案 38 则属慢性萎缩性胃炎，证属中焦湿热，兼夹脾胃气虚。三者虽然所患疾病不同，病情轻重各异，但从中医辨证论治的角度观之，一者属于"气虚"，二者属于"虚寒"，三者属于"湿热"，使用"三虚六实辨治法"进行治疗后均获良效，由此可见，"三虚六实辨治法"治疗胃病具有广泛的实用性和可靠的疗效。

二、自拟"三层次辨治法"治疗外感热病

经过多年的潜心学习和刻苦钻研，乔教授在治疗外感热病方面积累了丰富的经验，认为治疗外感热病必须要学好《伤寒论》和温病理论，而且要做到准确把握病邪性质、病位层次和兼夹病邪属性三大要点才能正确地选择适当的辨证论治方法进行治疗取得满意疗

效，并把这一辨治外感热病的方法称为"三层次辨治法"。具体方法概括如下。

1. 首辨病邪属性，正确选用辨证论治体系

外感热病是一个多种外感热病组成的疾病群，而运用中医理论辨治外感热病，必须首先确定病邪的属性，方能选用正确的辨证论治体系进行治疗。大体说来，属于外感风寒引发的热病，应选用《伤寒论》六经辨证进行辨治；属于外感温热邪气引发的热病，则应选用温病卫气营血辨证进行辨治；若属湿热邪气引发的外感热病，又应选用三焦辨证予以治疗。总之，由于感受的邪气不同，采用的辨证论治体系亦各有不同。由此可见，临床治疗外感热病的首要因素就是运用"望、闻、问、切"的方法收集患者有关症状并进行综合分析，辨别出患者感受了何种邪气，才有可能选用正确的辨证论治体系进行有效的治疗；反之，则会因为做出错误的判断而采用错误的治疗体系，势必贻误病情，造成严重的后果。特举以下感受三种不同病邪而致的病例加以说明。

病案 39　风热犯表型变态反应性亚急性败血症案

初诊　史某，男，21 岁，大二学生。2005 年 4 月 15 日经山西中医学院某教授介绍前来附属医院寻治。

患者 1 个月前因发热、关节肿痛、身发皮疹前往某三甲医院诊治。经检查诊断为变态反应性亚急性败血症入院治疗。住院期间按照治疗常规给予抗生素、肾上腺皮质激素及对症治疗。经治 1 个月后，关节肿痛、皮疹好转，但发热始终不退，遂要求出院，经介绍来附属医院寻求中医治疗。

症状：患者言语清晰，面色微红，自诉 1 个月来每日低热不退（37.5～38℃），微恶风寒，身有微汗，咽部充血、色红，口微渴，精神萎靡，舌边尖红，脉象浮数。证属风热犯卫。治宜辛凉解表，疏散风热，兼以解毒利咽。治用银翘散加味。

处方　金银花 10g，连翘 10g，薄荷（包）10g，牛蒡子 10g，荆芥穗 10g，淡豆豉 9g，桔梗 10g，马勃（包）10g，野菊花 10g，竹叶 8g，甘草 5g。

3 剂，水煎服，日 1 剂，早晚分服。

二诊　患者服药 3 剂后，自觉发热依旧，认为中药治疗无效而失去信心，即随家长仍前往原三甲医院住院治疗。该院医师因前次按照变态反应性亚急性败血症常规治疗效果欠佳，故未立即给药，嘱其进行临床观察数日，再视病情确定治疗方案。但从观察之日起却再未发热，患者遂意识到应是日前所服中药发挥了作用，于是又主动要求出院，再次到附属医院要求中药治疗。

三诊　因患者近日来已无发热症状，但觉头目不清，口干少饮，咽干咽痒，咽部色红，舌尖边红，脉象浮数，此属风热未尽，余热仍存，乃遵循前法治之，遂在前方基础上去荆芥穗、淡豆豉，加用金荞麦 15g、青果 10g、木蝴蝶 9g，继服 15 剂以巩固疗效。其后患者再未发热，后赴原住院医院复查未见异常，乃告痊愈。

按语　变态反应性亚急性败血症亦称成人斯蒂尔病，是一种多关节炎症的全身性疾

病。以高热、一过性皮疹、关节症状为突出表现，主要症状为长期间歇性发热、一过性皮疹、关节疼痛、白细胞正常或增多、血沉增快、血培养阴性等，目前发病机制尚不十分明确。一般认为，本症开始有一个细菌感染过程，然其细菌数量不多，毒力不强，但可作为抗原与抗体结合，从而引起全身变态反应。感染只在早期起一定作用，变态反应则贯穿整个病程。因而西医一般采用抗生素、肾上腺皮质激素及对症治疗。故本例患者经用西医常规治疗1周后关节症状和皮疹消退，但低热等症不除，因而转寻中医治疗。

本例患者虽然已经西医诊断为变态反应性亚急性败血症，且经治疗1个月后依然发热不退，精神萎靡，情绪低落，家长亦心理负担较重，但从中医理论辨证观之，因其具有发热、微恶风寒、微汗、口微渴，舌边红，脉浮数等症，应系感受风热邪气致病，因而应采用卫气营血辨证进行辨证论治方能收效，故医者根据温病理论"在卫，汗之可也"的治疗原则，毅然采用看似平淡无奇的辛凉解表平剂——银翘散为主进行治疗，虽然治疗过程看似曲折，但终获良效，使困扰患者缠绵日久的低热症状很快消退，得以继续恢复学业。

病案40 表寒夹湿型高热案

初诊 李某，女，18岁，山西吕梁市高三学生。2007年10月21日由其父母陪同前往山西中医学院附属医院就诊。

患者自诉1周前因洗澡后受凉感冒发热（体温40℃），在当地医院住院1周，经用中、西医药治疗未效，仍高热不退，特来附属医院就诊。经体温测试，该患体温仍为40℃，为防它变，劝其在服中药期间同时在山西中医学院附属医院住院治疗，但患者及其父母仍然坚持不住院，在门诊中医治疗。

查患者高热（体温40℃），灼热无汗，全身恶寒，扁桃体不大，心肺及血象未见异常。唯身热面红，寒战起粟，首重如裹，肢体困倦，胃脘痞满，恶心欲吐，苔白而腻，脉浮紧而濡。询知患者发病前曾有洗澡后受凉，且食用雪糕病史，遂认为此证属风寒束表，内夹湿邪。治宜辛温解表，芳香化湿。方用藿香正气汤加减。

处方 藿佩兰（各）10g，白芷10g，苏叶10g，羌活10g，防风10g，苍白术（各）10g，法半夏10g，陈皮10g，茯苓12g，白豆蔻（打）10g，川朴10g，砂仁（打）10g，草豆蔻（打）10g，甘草3g。

3剂，水煎服，日1剂，早晚分服。

二诊 自诉服药1剂后周身汗出，体温下降至38.5℃，服完3剂后体温已恢复正常，观患者神清面和，体温正常，唯胃脘痞闷，稍有恶心，不欲饮食，舌苔薄白而腻，此为外寒已解，脾湿未除，治应以化湿和胃为主，又因该患者系高三学生，急于回原籍上课，遂在原方基础上去羌活、防风、白芷，改苏叶为苏梗，嘱服5剂，可带回原籍服用。1个月后其母来告，患者已获痊愈，投入紧张的高考复习中。

按语 该例患者先因洗澡后外感寒邪，继则恣食生冷以致高热。然前医在治疗时，虽使用解表散寒之中药及解热镇痛之西药，但对病邪的判断不够准确，因此高热始终不除，虽然亦曾服用解热镇痛药物可使发热暂退，但高热旋即又起。从中医理论观之，患者高热恶寒，灼热无汗，首重如裹，肢体困倦，胃脘痞满，恶心欲吐，苔白而腻等症，显系表寒里湿、内外合邪之候，但前医在治疗之时，并未注意到这一病邪特点，故未能取效。而乔教授在辨治本病时准确认识到本证病邪属于外感寒邪，里兼湿滞这一特点，故而采取了解散表寒、芳化里湿的方法，使内外之邪得以尽除，从而取得满意疗效。

病案 41　湿热弥漫三焦型传染性单核细胞增多症案

初诊　董某，男，27 岁，某三甲医院医师。1995 年 12 月 11 日就诊。

患者自诉感冒后身患高热、恶寒、头痛、淋巴结肿痛、恶心等症，经某医院检查，诊为传染性单核细胞增多症，遂入住该院治疗。经治 4 个月，虽恶寒等症减轻，但高热（体温 39.8℃）始终不退，患者原身高 180cm，体重 170 斤，罹病 4 个月以来体重降为 80 余斤，遂转山西中医学院附属医院寻求中医治疗。

查该患者高热（体温 39.8℃），微恶风寒，微汗出、头晕首重，咽峡肿痛，脘痞食少，干呕欲吐，大便先干后溏，小便短赤，面黄肌瘦，神疲乏力，舌红苔黄腻。详析上述诸症，患者当属湿热之邪弥漫三焦，治宜宣散表邪、清化湿热，治用甘露消毒丹加减。

处方　金银花 10g，连翘 10g，薄荷（后下）10g，黄芩 10g，栀子 10g，射干 10g，藿香 15g，佩兰 15g，法半夏 10g，川朴 8g，白豆蔻 10g，陈皮 10g，白蔻仁 10g，草豆蔻 10g，滑石（包煎）10g，焦三仙（各）10g，甘草 3g。

3 剂，水煎服，日 1 剂，早晚分服。

二诊　患者药后体温下降至 37.6℃，已不恶寒，头晕、咽痛、脘痞、干呕等症稍减，大便微软，舌红苔薄腻微黄。患者在表之湿热大减，而在里之湿热仍存。效不更方，仍遵前方去薄荷，余药小制其剂，继服 10 剂，身热尽退，呕恶脘痞亦除，大便成形，病证基本治愈，遂嘱其出院调养。

三诊　患者 2 周后身热又起，遂来复诊。详问病由，系因近日适逢元旦，参加朋友聚会过饮白酒，进食膏粱厚味，以致身热复发，体温常在 38.5℃左右，脘痞少食，恶心欲吐。观其身热不扬，身有微汗，溲黄便黏，小便短赤，舌红苔黄而厚腻，系因饮食不节，湿热复萌，又感外邪，以致旧病复作，故仍遵前法，治宜疏解表邪、清里化湿，仍用甘露消毒丹方加减。

处方　金银花 10g，连翘 10g，薄荷（后下）10g，黄芩 9g，藿香 10g，佩兰 10g，川朴 8g，白蔻仁 10g，陈皮 10g，滑石（包煎）10g，焦三仙（各）10g，甘草 3g。

6 剂，水煎服，日 1 剂，早晚分服。

四诊　药后患者热退能食，唯胃脘痞胀，食少纳呆，小便黄赤，舌红苔微腻，此属湿热未清，嘱其续服 6 剂，终告痊愈。

按语　传染性单核细胞增多症是由 EB 病毒引起的一种急性或亚急性淋巴细胞良性增生性传染病。病毒通过密切接触或飞沫传播。主要临床表现为发热、咽痛、多汗、淋巴结肿大等症状。中医辨证认为，高热，微恶风寒，汗出，头晕首重，咽峡肿痛，舌红苔微腻，为湿热之邪侵袭上焦所致；脘痞食少，干呕欲吐，为湿热之邪留滞中焦而成；而大便不爽，小便短赤，又系湿热之邪阻于下焦之征。因此本病病邪系由湿热之邪引发，证属湿热弥漫三焦。著名中医大师赵绍琴先生历来认为湿热之邪为患，因"热处湿中，如油入面"，相互胶结，最为难治。本证初用疏散风热、清热化湿为法，方选甘露消毒丹加减。方中以金银花、连翘、薄荷辛凉表散以疏散上焦邪热；黄芩、栀子、射干、藿香、佩兰、川朴、白蔻、陈皮苦寒芳化以清化中焦湿热；六一散（滑石、甘草）甘寒淡渗以清利下焦湿热，故而患者服后 3 剂热减，10 剂热退湿化，收效显著。虽然患者因春节期间朋友聚会，过饮白酒，暴食膏粱，身热复起，但其证仍属湿热为患，故遵前方继进数剂，俾湿热之邪得以尽除，遂告痊愈。

综合以上 3 例发热病案的辨证论治过程可以看出，引发 3 例病案的病邪各有不同，病案 39 为风热邪气为患，病案 40 为寒湿之邪侵袭，病案 41 则为湿热邪气所致。由于各案所受邪气不同，因而采用的辨证论治方法亦各有不同。病案 39 因属风热之邪侵袭卫分发病，故采用卫气营血辨证治疗，治宜辛凉解表，解散表邪，方用银翘散治之；病案 40 因系寒湿之邪侵袭太阳之表而致，故采用六经辨证治疗，以辛温发汗法解散在表之寒湿，方用藿香正气散加羌活、防风散寒祛湿；病案 41 则系湿热之邪弥漫三焦，故采用三焦辨证清化三焦湿热为法，方用甘露消毒丹加减治疗。

以上 3 例病案均因发热就诊，然因病邪不同而分别采用了完全不同的三种治疗方法，但均取得了满意的疗效。由此可见，准确判断致病病邪是治疗外感热病的第一要务。若病邪判断错误，则失之毫厘，差之千里，后续的辨证论治岂有效果可言。

2. 次审病位层次，确立具体治疗方法

所谓明审病位层次，就是要明辨疾病过程中所处的病理阶段和疾病部位，以便确定适合本阶段病情的正确的具体治疗方法。例如属于伤寒表证，其病位在太阳者，应以汗法治疗，方用麻黄汤、桂枝汤之属；属少阳证者，治宜和解少阳，则以大、小柴胡汤治之；证属阳明者，则宜清里通下，治用白虎汤、承气汤之属。若病在太阳之表而误用清热、泻下等治疗阳明里热证的治法，往往徒伤其里，还会引邪深入，变证丛生。正如张仲景在《伤寒论》中所说"病发于阳，而反下之，热入因作结胸"，引发结胸证；又说"太阳病，外证未除，而数下之，遂协热而利，利下不止，心下痞硬"，引发表里同病的桂枝人参汤证。因此，在临床诊治工作中，务须明辨邪在六经（伤寒）、卫气营血（温热病）、上中下三焦（湿热）等具体阶段和具体病位，才能准确施治，切中肯綮，直捣病巢。

病案 42　少阳腑实型胆囊术后高热案

初诊　姚某，男，76 岁，山西清徐县人。2002 年 5 月 25 日下午 3 时就诊。

患者在某三甲医院行胆囊切除术，术中顺利，但术后第 3 日开始发热。自诉每日下午热度逐渐增高，至每晚 10 时许高达 39.8～40℃，需服解热镇痛类药物方可退热，但翌

日下午发热又起，如此反复 40 余日。经该院多项检查发现，白细胞 $10.5 \times 10^9/L$，细菌培养：对庆大霉素敏感。但经用庆大霉素及中药等方法治疗无效，因高热反复发作，患者痛苦难耐，又且因其年事已高，家人以为难以治愈，已暗中准备后事。后其子经人介绍，邀乔教授诊治。

经查该患者虽年事已高，且术后高热多日，但身体尚健，食欲亦佳。患者腹部插有 2 根引流管以便每日给药。其人神志明了，言语清晰，面色发红，体温 38℃，细询患者每日午后 3 时之后开始发热，但呈寒热交作状，大便秘结，2 日一行，先干后溏，便无所苦，舌红苔黄厚腻，脉象弦数。因患者具有往来寒热、大便秘结、舌苔黄腻症状，病属少阳枢机不利，阳明腑实，兼夹湿邪，治宜和解少阳，通腑泄热，兼以化湿，方用大柴胡汤合黄连温胆汤加减。

处方　柴胡 10g，黄芩 10g，半夏 10g，生姜 3g，党参 10g，大黄 9g，枳实 10g，厚朴 10g，白豆蔻（打）10g，陈皮 10g，黄连 6g，藿佩兰（各）15g，茯苓 15g，焦三仙（各）10g，甘草 3g。

4 剂，水煎服，日 1 剂，早晚分服。嘱清淡饮食。如夜晚体温达到 39.5℃ 时，可加服西药退热。

二诊　药后患者于第 4 日复诊，自诉因前日发热已退至 37.5℃，本人已拒绝输液，主动要求出院。现仍微感时有寒热，舌红苔微黄腻，大便日行 2 次，遂以前方减黄芩为 6g，大黄 6g，枳实、厚朴各 8g，先后续服 10 剂。后患者家人来告，本人身热尽退，遂告痊愈。

按语　本案辨证难点在于虽然患者术后高热日久，又且年事已高，在该院使用了肌内注射、静脉滴注、内服西药和中药多种手段均未取效，但经细询患者之后发现：一者本证发热特点表现为寒热往来，显系邪入少阳；二为患者大便秘结，故有阳明腑实热证；三则舌苔黄厚而腻，此系兼有脾胃湿热。因而证属邪入少阳，阳明腑实，兼夹湿热，系为少阳、阳明、太阴合病，治宜和解少阳、通腑泄热、清化湿热，方用大柴胡汤加黄连温胆汤更增藿香、佩兰，合收和解少阳、泻热通腑、芳化除湿之效，因而药证合拍，取效甚速。

本案高热之所以日久不退，关键在于本证并非单一脏腑经络染病，而是涉及少阳、阳明、脾胃诸多经络和脏腑，因而在治疗之时应对少阳、阳明及脾胃的邪气同时进行治疗，方能取得满意的效果。若辨证不明，对病位的判断不够准确，治疗之时则难免挂一漏万，治此失彼，则病邪难以尽除，是故高热日久不愈。

病案 43　阳虚外寒型身冷案

初诊　何某，女，49 岁。1977 年 11 月 12 日就诊。

患者因受凉后感冒致浑身发冷，身体冷痛，疲乏无力来院就诊。患者自诉自幼极易受凉感冒，且感冒之后极难痊愈，常常罹病数月之久方能治愈。每次感冒均表现为周身恶寒，四肢厥冷，从不发热，医生使用治疗感冒的药物极难起效，又且病程绵长，给工作和生活带来极大的影响。经查患者体温正常，四肢厥冷，乏力欲睡，自觉全身发冷，周身疼痛，时打喷嚏，鼻塞流清涕，舌淡细嫩，脉象沉微，病属太少两感证（即太阳少阴合病证），治当温阳解表，益气扶正。方用麻黄附子细辛汤加味。

处方 麻黄6g，黑附片9g，细辛3g，党参20g，苍耳子9g，辛夷10g，荆芥10g，防风9g。

3剂，水煎服，日1剂，早晚分服。

二诊 3剂药尽，周身恶寒减轻，鼻塞流涕、喷嚏已止，仍感疲乏无力，四肢微冷，脉象沉弱，此为药后太阳表寒已解，而少阴阳气仍虚。宜在前方基础上，减麻黄、苍耳子、辛夷、荆芥、防风，加人参继服。

处方 黑附片9g，细辛2g，生晒参（另炖）5g。

3剂，煎煮法同前。

三诊 药后身冷已除，四肢转温，已不感觉乏力，至此太少两感证业已尽除。虑其自幼素体阳虚，极易感冒，为防复发，嘱其早晚分服金匮肾气丸各1丸，每日以生晒参3片沏水代茶，饮服1个月以温肾益气，扶正御邪，预防感冒复发，遂逐渐康复。

按语 少阴感冒临证较为少见。《伤寒论·少阴病脉证并治》篇称："少阴之为病，脉微细，但欲寐。"此例患者虽有鼻塞流涕、喷嚏时作等太阳表寒证，更有四肢厥冷，周身发冷、身体冷痛、乏力欲寐，脉象沉微等少阴阳虚症候，故综合以上症状，本证应属太阳少阴两经合病，治宜外散太阳表寒，内温少阴阳气，故选麻黄附子细辛汤治疗效如桴鼓。二诊时患者太阳表证已解，尚存疲乏无力，四肢微冷，脉象沉弱等症，此为少阴阳气未复之候。因表证已愈，无需发汗，故在前方基础上弃用麻黄、苍耳子、辛夷、荆芥、防风等解表散寒之品，加人参合收温阳益气之功，以复其阳气虚弱之本。因药证相符，故患者诸症均愈。因患者常易感冒，为防感冒复发，嘱其常服金匮肾气丸以温助肾阳，又以生晒参少许沏水代茶共收温阳益气之效，意在先安未受邪之地，以防邪气复扰。

病案44 外感高热惊厥后发疹案

初诊 崔某，男，28岁，某保险公司职工，1998年5月22日就诊。

患者因患感冒高热不退，引发惊厥入住市某医院治疗。经该院治疗20余日后，惊厥已止，高热亦退，经检查各项指标均已恢复正常，遂出院回家休养。岂料出院第2天清晨突然发现躯干、四肢、头面部满布红色皮疹，触之碍手，患者惊慌万分，自以为得了"败血症"，急忙来院就诊。经查患者体温正常，胸透检查未见异常，血常规化验结果显示各项指标均属正常。患者紧张的心情遂得以平静，提出服中药治疗。

接诊时诊见患者神志清晰，靖言了了，面和脉缓，体温36.5℃，唯全身布满粟粒样红疹，触之碍手，时流清涕，微微汗出，咽干而不欲多饮，舌边尖红，苔薄白，脉象浮数。此证当属风热犯卫，窜扰肺络。治当辛散风热，兼清肺热。治用银翘散加减。

处方 金银花10g，连翘10g，薄荷（包）10g，牛蒡子10g，桔梗10g，杏仁10g，芦根 10g，生地黄 10g，丹皮 10g，竹叶 8g，甘草 3g。

3 剂，水煎服，日 1 剂，早晚分服。

二诊 患者服完 3 剂后复诊。自诉服完第 1 剂后曾发生鼻衄 1 次，出血不多，遂继续服完后 2 剂中药，未再发生鼻衄，而红疹大部渐退。考虑到患者之所以发生鼻衄，系因银翘散辛凉发散，使郁结于体内之余热外散，故而引发鼻衄，其理与《伤寒论》中所说"红汗"机理相同，为体内余热外散之征，其病有出表向愈之机，故仍遵前方更服 3 剂，遂告痊愈。

按语 患者因感冒高热惊厥入院，经西医治疗获愈，但不久突发全身红疹。窃思其人患病之初，因外感引发高热惊厥，病位多在气分或营血分，虽经治疗后高热惊厥获愈，却因余热窜扰血络，引发全身红疹，以致患者惶恐不安。

本案辨证之难点在于患者高热惊厥之后引发全身红疹，其病位究竟是在营分、血分、气分，抑或是在卫分。所以确定疾病的病位就成了辨证论治的关键。

患者突发全身红疹，好似病势急暴，病情危笃，但从温病卫气营血辨证体系观之，患者尚有鼻流清涕，微微汗出，咽干，舌边尖红，苔薄白，脉象浮数等症，确系"风热犯卫"之候，故遵温病所称"斑为阳明热毒，疹为太阴（肺经）风热"之古训，决然选用银翘散清散卫分余热，并增生地黄、丹皮凉血散血、养阴护液，俾余热得清，血络自安，红疹得以消退。若误以为红疹发于高热惊厥之后，病位应在气分或营、血分，仍用清气、凉血法治疗，势必引邪深入，变生他证，则难以挽治。

以上 3 案均属感受外邪所致。病案 42 为邪入少阳，阳明腑实，治宜疏解少阳，清泻阳明腑实；病案 43 为太阳少阴合病，治用外解太阳表寒，内温少阴阳气；病案 44 为风热犯卫，窜扰肺络所致，故当疏散风热，兼清肺热。3 案虽同属外感，但因受邪部位不同因而分别采用不同治法，却都收到了满意的效果。由此可见，治疗外感疾病必须详辨疾病的病位，才能选用正确的治法进行治疗。如若病位辨别不清，必然误用治疗方法，后果自然可想而知。

3. 详审病邪兼夹，分消表里邪气

在临床诊治工作中，单纯的外感热病往往起病急暴，势如奔马，来势凶猛，如果医者辨证详明、遣药准确，常常应手取效，收到立竿见影的效果。但临床上的外感热病常常还会兼夹多种邪气，使病情复杂，治疗困难。若遇此种病情，则在治疗主要邪气的同时，也必须同时对所兼夹的邪气进行治疗才能获得满意疗效。否则往往欲速不达，导致疾病迁延难愈，变证丛生。

病案 45 外风肺热型高热惊厥案

初诊 李某，女，11 岁，学生，某三甲医院职工子弟。于 2003 年 4 月 21 日下午 4 时就诊。

2 周前，患儿因感冒高热引发惊厥，因其母为某医院内科医师，遂入院采取解热、镇静及液体疗法进行治疗，患儿症状虽然暂时缓解，但翌日高热又起，且先后发生惊厥 4 次，又且当时正值 SARS 时期，其母异常紧张，遂经山西中医学院职工介绍前来就诊。

　　经查患儿呈发热貌，面色红赤，体温 39.8℃，但言语清晰，神情安静，微恶风寒，身有微汗，喷嚏时作，鼻流黄涕，咳吐黄痰，量多黏稠，经查咽峡红赤，扁桃体未见肿大，大便数日未行，自诉干硬难解，舌红苔黄厚粗糙，脉象浮滑有力。肺部 X 线检查未见异常。证属风热袭表，邪热壅肺，兼夹大肠燥结，治当辛凉解表，清宣肺热，软坚通腑。方用银翘散、麻杏石甘汤合大承气汤加减。

　　处方　金银花 10g，连翘 10g，薄荷（后下）10g，桔梗 10g，牛蒡子 10g，炙麻黄 3g，杏仁 8g，生石膏（先下）22g，炙甘草 5g，前胡 10g，浙贝母 10g，大黄（后下）8g，枳实 10g，厚朴 10g，元明粉 3g（冲），焦三仙（各）10g。

　　3 剂，水煎服，日 1 剂，早晚分服。

　　二诊　患儿家长代诉，服完第 1 剂药后汗出、便通、咳减，体温遂降至 38.4℃。3 剂药尽，体温已降至正常，唯偶有咳嗽，鼻流黄涕，舌红苔薄黄，脉数。因体温渐降，大便已调而余邪未尽，故在前方中减去大承气汤，依前方减量继服以祛余邪。

　　处方　金银花 10g，连翘 10g，薄荷（后下）10g，炙麻黄 3g，杏仁 8g，生石膏（先下）20g，炙甘草 5g，桔梗 10g，前胡 10g，浙贝母 10g，焦三仙（各）10g。

　　3 剂，余如前法。

　　三诊　服完药后，家长来告诸症皆愈。嘱其给患儿清淡饮食，多食水果蔬菜，务戒辛辣、肥腻食物，精心调养，勿使再发。

　　按语　本证的辨证要点在于三证并存：一为风热袭表（微恶风寒，身有微汗，时有喷嚏，鼻流黄涕）；二为邪热壅肺（咳吐黄痰、量多黏稠，舌红苔黄）；三为大肠热结（大便数日未行，干硬难解，舌苔黄厚粗糙，脉象滑实有力）。因而在治疗发热本证（风热袭表、邪热壅肺）之时，同时尚应治疗兼夹证（肠腑热结），故以辛凉解表、清宣肺热、软坚通腑三法同施，选用银翘散、麻杏石甘汤、大承气汤加减治疗。因患儿脏腑清灵，随拨随应，故能收到 3 剂热减，6 剂痊愈之效。

病案 46　湿热侵袭中上二焦型上呼吸道感染高热案

　　初诊　段某，男，58 岁，公务员。2002 年 12 月 11 日就诊。

　　患者因高热不退入住某三甲医院治疗。该院诊为上呼吸道感染，并进行中西医结合治疗 1 月有余，但患者仍然高热不退，遂来转寻中医会诊。

　　患者发热（体温 39.7℃），微恶风寒，身有微汗，咽喉疼痛，双侧扁桃体肿大如枣核，鲜红灼痛，咳嗽少痰，胃脘痞满，食少纳呆，口干不欲饮，身重倦怠，小便短赤，舌红苔黄厚腻，脉象濡数。病属湿热犯表，湿热中阻。治宜辛散表邪，清热化湿。宜用银翘散合王氏连朴饮、银翘马勃散加减。

　　处方　金银花 12g，连翘 10g，薄荷（后下）10g，马勃（包）10g，射干 10g，青果

10g，冬凌草 10g，黄连 9g，栀子 10g，滑石（包）15g，法半夏 10g，赤苓 15g，厚朴 8g，白豆蔻 10g，陈皮 10g，藿香、佩兰（各）15g。

3 剂，水煎服，日 1 剂，早晚分服。

二诊 药后患者发热已减（体温 38.5℃），恶寒已不明显，咽痛、咳嗽亦减，仍脘痞食少，身重尿赤，舌红苔黄厚腻。药已中病，表邪已祛，湿热稍除，故症状虽减，但湿热仍存，治应继续轻清宣化，清热化湿，仍依前方去栀子、薄荷，改黄连为 8g，继进 6 剂。

三诊 患者药后身热已除，而胃脘时有痞满，食欲欠佳，舌微红，苔微黄薄腻，余症已愈，乃以前方去金银花、连翘、薄荷、马勃、射干等散邪解毒之品，改黄连为 6g，继进 6 剂以清化未去之湿热。

药后诸症皆愈，因年节假期将近，遂回家中调养恢复。

按语 此例患者病属湿温。湿热袭表，故见发热，微恶风寒，身有微汗；湿热内蕴脾胃，则有胃脘痞满，口干不欲饮水，咽痛，小便短赤，舌红苔黄厚腻等症；湿热酿毒，壅滞咽喉，又见咽喉疼痛，咳嗽少痰。综上所见，本证当属湿热犯表，湿热中阻。邪热袭于上焦，治宜辛凉清解；湿热蕴于中焦，又当清热芳化，故治用辛凉解表，清热化湿为法，方选银翘散辛凉清解、利咽止痛；王氏连朴饮辛开苦降、清化中焦湿热。方中又暗合《温病条辨》银翘马勃散，旨在清解热毒，利咽止痛。此证辨证明晰，立法合宜，选方准确，丝丝入扣，故使沉疴立起，痼疾顿愈。

细查前医治疗本案高热不退的药物，多为解热镇痛及疏散风热之品，重于对风热犯表证的治疗，忽略了兼夹证脾胃湿热的存在，致使内蕴中焦之湿热迁延不愈，以致高热不退，形成疑难重症。因此在治疗引发高热的湿热表证时，亦必须治疗脾胃湿热，采用表里同治的方法，俾表邪得以疏散，湿热得以清化，则内外俱安，其疾乃瘥。

病案 47 外寒夹滞型高热案

初诊 梁某，男，9 岁。2003 年 4 月 25 日因急性发热就诊。

据其父代诉：患儿昨日下午放学后在院中与同学玩耍出汗后受凉，于当日晚间 9 时许发热（体温 39℃），自诉全身发冷，其母给服小儿退热冲剂后身热暂退，至今日中午发热又起，体温 39.8℃，遂来医院就诊。

患儿呈发热貌，自述恶寒，触其皮肤灼热无汗，口干口渴，胃脘胀满，恶心欲吐，食少纳呆，口中吐气酸腐，二便如常，舌红苔黄厚，余无他证。此属寒邪束表，食滞中焦，郁而化热。治当解散表寒，清热化滞。方用九味羌活汤合保和丸之意加减。

处方 羌活 9g，防风 9g，白芷 9g，黄芩 8g，法半夏 8g，竹茹 10g，生姜 3g，焦神曲 15g，焦麦芽 15g，焦山楂 10g，生甘草 4g。

3 剂，水煎服，日 1 剂，早晚分服。

二诊 药后周身汗出，微恶寒，体温降至 37.5℃，恶心欲吐已止，仍感胃脘痞闷，舌红苔微厚，此为余邪未尽，胃热食滞未除。效不更方，当遵前方之旨小制其剂加减内服。

处方 荆芥 8g，防风 8g，苏叶 8g，黄芩 5g，陈皮 10g，枳壳 10g，焦神曲 10g，焦麦芽 10g，焦山楂 10g，生甘草 4g。

3 剂，水煎服，日 1 剂，早晚分服。

二诊 患儿体温业已正常，胃纳欠佳，舌红苔仍微厚，该患表邪已解，胃热食滞仍存，改用保和丸加黄芩以清余邪。

处方 陈皮 10g，枳壳 10g，白豆蔻（打）10g，焦神曲 10g，焦麦芽 10g，焦山楂 10g，黄芩 5g。

3 剂，水煎服，日 1 剂。

药后家长来告，患儿未再发热，胃脘痞闷亦除，食欲已增，遂告痊愈。

按语 本案患儿既有发热、恶寒、无汗等寒邪束表之伤寒表实证，又兼胃脘痞满、吐气酸腐、舌红苔黄厚等脾胃食滞的症状，故其证应属寒邪束表，兼夹食滞。治疗自当外散表寒，内清郁热，兼化食滞，故仿九味羌活汤合保和丸之意加减。药证相合，故 3 剂热减，6 剂热退，9 剂后邪散、热清、积消、内外和调，诸证遂瘥。

病案 48 风寒袭表阳气内郁型肺结核空洞症外感高热案

初诊 李某，女，45 岁，农民。1976 年 11 月 5 日上午就诊。

患者自诉 1 个月前因受凉感冒引发高热住某医院治疗。患者原患肺结核空洞症 5 年，经胸部拍片检查示肺结核空洞症未愈。患者自感冒后白天体温正常，而每晚 9 时许发热 38℃，至 10 时左右达到 39.8～40℃，经用解热镇痛药后方能热退，次日晚身热复起，因患者原有肺结核空洞，今又身患高热，院方深虑患者继发肺结核空洞咯血死亡，急邀会诊以防意外。

患者因上午前来就诊，故体温正常，唯每晚高热，恶寒无汗，两颧色红，口苦咽干，急躁易怒，身体消瘦，舌体嫩红少津，脉象弦细，余无它症。脉诊时发现该患手腕部厥冷，证属风寒袭表，阳气内郁，不达四末；两颧色红，舌体嫩红少津者，又属阴虚内热之候。故其病机当为外感风寒，阳气内郁，阴虚发热。治当解散表寒、疏解郁阳、养阴清热，治方仿四逆散、荆防败毒散、百合固金汤化裁。

处方 柴胡 10g，枳实 8g，白芍 10g，甘草 5g，荆芥 10g，防风 10g，苏叶 10g，百合 20g，地骨皮 30g，青陈皮（各）8g，仙鹤草 30g，三七粉（冲）3g。

3 剂，水煎服，日 1 剂，早晚分服。

二诊 药后患者来诊，自诉每晚体温已降至 38.5℃左右，神情喜悦，信心倍增，遂以前方减枳实为 6g，加太子参 20g，改用荆芥、防风、苏叶各 8g，继服 5 剂。

三诊 患者未再发热，唯每当傍晚五心烦热，微有盗汗，口干不欲多饮，此属肺结核阴虚内热所致，治宜养阴清热，方用知柏地黄汤加味。

处方 知母 10g，盐黄柏 8g，生地黄 10g，生山药 20g，山茱萸 10g，茯苓 10g，泽泻 10g，百合 10g，银柴胡 20g，地骨皮 20g，浮小麦 30g，麻黄根 30g，陈皮 10g。

水煎服，日1剂，早晚分服。

患者连服20余剂后来告，五心烦热、盗汗已愈，嘱其按医嘱服用抗痨药物，治疗肺结核空洞症，以善其后。

按语 患者罹病之初，系因外感寒邪导致发热，当属寒邪束表。但在1个月之中，多次服用解热发汗之品，俾外寒微减，而高热仍然不退者，系因阳气内郁，不能外达所致。故患者可见四肢厥冷，口苦咽干、易怒脉弦等症。表有微邪，故稍加荆芥、防风、苏叶疏解表寒；肝失疏泄，阳气郁滞，故选四逆散疏解郁阳。又因患者本有肺结核空洞症之痼疾，复于方中增加百合、地骨皮以养阴液、清虚热以固其本；虑及该患素有肺结核空洞症，容易导致大量咯血，乃加三七、仙鹤草以防出血之虞。

伺其身热退后，虑及该患原有肺结核空洞症，恐其引发咯血重症，故嘱其继服知柏地黄汤加味，并加服抗痨药物继续治疗肺结核空洞症。

上述4案，病案45为风热袭表，兼夹肺热肠燥；病案46为湿热之邪侵犯中上二焦；病案47为寒邪束表，兼夹肺热食滞，病案48为寒邪外束，阳气郁滞，兼夹阴虚内热。以上4案的共同点为外感表邪，内有兼夹（分别为肠燥、湿热、食积、阴虚），因此在治疗时均采用了外解表邪，内除兼夹，内外合治的方法进行治疗，因而均取得良效。由此可见，此类外感疾病又较单纯外感疾病的治疗更为复杂。医者在治疗此类外感疾病之时，宜采取表里双解，内外同治的方法才能取得显著效果。如若仅治表邪而忽略了兼夹证的治疗，往往会形成发热不退、迁延难愈的被动局面。

在多年的医疗实践中，乔教授认为正确地辨别外感热病的病邪属性、病位和兼夹证是治疗外感热病的"开手三法"。具体而言，一要辨别外感热病的病邪性质，二要辨别疾病的病位层次，三要辨别热病兼夹病邪的属性，其中辨识病邪的属性是确定运用何种中医辨证体系的前提；辨别病位层次是决定运用辨证论治具体治法的基础；而判断疾病是否兼夹它邪，是决定治疗效果的关键。

三、首次发掘并阐述了《金匮要略》"从化学说"

"从化学说"，一般认为是指病邪随着体质而发生变化的学说，亦即感受六淫邪气之后，由于体质的特殊性，病理性质往往发生不同的变化。因此，许多医学专家认为"从化学说"是一种新的发病机理，是迄今为止西方医学还没有发现和尚未深入研究过的新原理，因此研究《金匮要略》"从化学说"对于研究疾病的发生、发展和变化具有重要意义。

近年来，中医界对"从化学说"十分重视，但究其研究内容而言，大多认为"从化"仅仅是指病情依据体质而发生变化，亦即体质从化，但这种认识具有一定的片面性，并不能涵盖"从化学说"的全部内容。有鉴于此，乔教授以《金匮要略》为蓝本，对"从化学说"的主要内容进行了深入研究，希冀弥补以往对"从化学说"研究之不足，并对今后继续深入研究"从化学说"内容、表现、发展规律和提高辨证论治水平有所裨益。

在对《金匮要略》的研究中发现，多种致病因素均可引起从化，且会形成不同的从化类型。其主要从化类型主要表现为脏腑从化、体质从化、六经从化、误治从化和六淫从化等多种类型。

（一）脏腑从化

脏腑从化系指病邪从化与邪气侵入的脏腑本身的属性密切相关。病邪侵入人体后，常随邪气侵犯的脏腑部位不同而使疾病性质发生不同的变化。这是由于人体的脏腑有阴阳属性的不同，因而病邪亦常常随着所侵犯脏腑之阴阳属性而产生不同的病理变化。就其一般规律而言，脏腑属阳者，邪气入内多从阳化热、化燥；脏腑属阴者，邪气入内多从阴化寒、化湿。细考《金匮要略》一书，脏腑从化可大致分为如下类型。

1. 邪从脏化

邪从脏化主要是指病邪侵入五脏之后，各随五脏的阴阳属性不同，分别发生不同的从化。在《金匮要略》中，主要涉及从化的五脏为心、脾、肝三脏。五脏之中，由于心属阳脏，肝为阴中之阳，邪入心、肝二脏容易从阳化热；而脾属阴脏，邪气侵袭脾脏则多从阴化寒、化湿。譬如邪从心化，因心属阳脏，为君主之脏而主火，邪气入心易从阳化热而形成阳热证。《金匮要略·五脏风寒积聚病脉证并治》篇云："心中风者，翕翕发热，不能起，心中饥，食即呕吐。"本条论述心中风的病证。其意为若风中于心，因心为阳脏而主火，风为阳邪，两阳相合，风邪从阳化热故见发热症状。"不能起"为风邪从心化热，壮火食气，耗散心气所致。又由于胃络通于心，心热干胃，可使胃之腐熟功能太过，故消谷善饥。由于热伤胃津，胃失和降，故见"食即呕吐"之症。由此可见，风邪入心，邪从热化，则可见到发热、善饥、呕吐等症状。

又如邪从脾化。因脾属湿土，为至阴之脏，病邪入脾易从阴化寒、化湿，症见脘腹胀满，肢体沉重，呕恶泄泻或水肿等。《金匮要略·黄疸病脉证并治》篇云："阳明病，脉迟者，食难用饱，饱则发烦头眩，小便必难。此欲作谷疸。"文中"阳明病"，实指邪入脾脏而言。本条所说"脉迟"，实因邪气入脾，邪气从阴而化生寒湿，形成寒湿谷疸而致。因脾为寒湿所困，不能腐熟、输化水谷，故表现为身如黄染，食难用饱，心下痞满，头目眩晕，小便不利等症，治宜温化寒湿，后世多以茵陈术附汤治之。

2. 邪从腑化

邪从腑化即指病邪侵入六腑，受六腑阴阳属性的影响而发生从化。在《金匮要略》中，邪从腑化主要包括邪从胃化、邪从肠化两种类型，因胃肠均属阳腑，故邪入胃肠往往从阳化热。以邪从肠化为例，因肠为阳腑，隶属手阳明经而主燥，邪气内入肠腑即可从阳化热而形成阳热证。譬如《金匮要略·腹满寒疝宿食病脉证治》篇所说："病腹满，发热十日，脉浮而数，饮食如故，厚朴七物汤主之。"细析本证，由于外感风寒邪气在表，则见发热、脉浮。部分未解之邪内入肠腑，邪气从阳化热，即又出现腹满、便结、脉数、舌红等阳明腑实热证。

（二）体质从化

病邪侵入人体后，邪气常随人体阴阳、虚实等体质的不同，而使疾病的性质发生变化。这种致病因素侵入人体后，由于受到体质因素的影响而使疾病性质发生变化的病理现象称为体质从化。就《金匮要略》一书而言，体质从化有寒化、热化、虚化之别。

1. 病从寒化

阳虚之体感邪之后，疾病易从寒化。如《金匮要略·妇人杂病脉证并治》篇云："妇人之病，因虚、积冷、结气……在中盘结，绕脐寒疝；或两胁疼痛，与脏相连。"仲景在上述原文指出，妇人杂病的成因主要有虚、冷、结气三种。虚即指气血虚少，冷指寒冷久积，结气为气机郁结，三者中任何一者失常，都可能导致经水断绝而变生百病。当邪气侵袭肝脾，病从寒化，则可引起两胁疼痛和绕脐疝痛。

2. 病从热化

若素体阴虚、热盛之人感邪，则疾病易从热化。仍以上述条文为例，仲景曰："妇人之病，因虚、积冷、结气……或结热中，痛在关元，脉数无疮，肌若鱼鳞，时着男子，非止女身。"此处条文即表明虚、冷、结气等邪着于中焦，邪从热化，则热灼血干，内着瘀血，脐下关元处疼痛，肌肤枯燥，状如鳞甲。

3. 病从虚化

病邪侵入人体，受体质影响时，亦可致病从虚化。《金匮要略·腹满寒疝宿食病脉证治》篇云："中寒，其人下利，以里虚也，欲嚏不能，此人肚中寒。"本条原文即说明里阳素亏之人感受寒邪，并未见到太阳表证，而是由于其人阳气素虚，寒邪直中脾胃，重伤脾阳，寒从虚化，因而出现腹痛下利，欲嚏不能等症状。

（三）六经从化

六经辨证是张仲景在《伤寒论》中明确提出的辨治感受风寒一类疾病的辨证论治方法，但六经从化现象同样也出现在《金匮要略》中。一般来说，病在三阳，由于三阳经阳气旺盛，如若感受外邪则邪气多从阳化热，形成阳证、实证；若病在三阴，由于三阴经阳气不足，同样感受外邪，则邪气多从阴化寒，形成寒证、虚证。如《金匮要略·痉湿暍病脉证治》篇云："病者身热足寒，颈项强急，恶寒，时头热，面赤目赤，独头动摇，卒口噤，背反张者，痉病也。"本条原文主要论述痉病的症状。痉病多因素体津液亏虚，复感风寒邪气而致。若风寒邪气由表入里，客于阳明，由于阳明主热主燥、多气多血且阳气昌盛，故邪入阳明多从阳化热，故而呈现一派热象，其症可见身热、头热、面赤、目赤。又因风寒邪气内入阳明,化热伤津,筋脉失养,又见"颈项强急、独头动摇、卒口噤、背反张"等筋脉拘挛之症。故此本条所论痉病症状,即为邪气内传阳明,从阳化热而成,成为"阳明经从化"的典型范例。

（四）误治从化

误治从化系指由于医者治疗不当所导致的病情转化。误治也是一种重要的从化类型。病邪从化与治疗不当密切相关。关于此种类型的从化,清代医家陈修园在《伤寒论浅注》中曾指出:"寒热二气,盛则从化。何谓误药而变?凡汗下失宜,过之则伤正而虚其阳,不及则热炽而伤其阴。虚其阳,则从少阴阴化之证多;伤其阴,则从阳明阳化之证多。所谓寒化、热化,由误治而变者此也。"陈修园将误治类型分为误汗、误下两类,并认为误治的结果或为伤阴,或为伤阳。伤阳者则邪从阴化、寒化,伤阴者则邪从阳化、热化。而在《金匮要略》一书中,误治从化的成因即有误汗、误下、误吐、误火（攻）等原因。从化结果也不仅限于寒化、热化,亦可致燥化、虚化。

1. 误治热化

误治既可耗阴、伤阳而使疾病燥化、寒化和虚化,又可因误治助邪化热而使病势增剧。如《金匮要略·黄疸病脉证并治》篇云:"师曰:病黄疸,发热烦喘,胸满口燥者,以病发时火劫其汗,两热相得。然黄家所得,从湿得之。一身尽发热而黄,肚热,热在里,当下之。"黄疸初期多有发热症状,而发热是由于湿热熏蒸,营卫不和所致,治宜清热化湿,若误用火劫之法强发其汗,火邪助热,反致湿从热化而使热势增剧,形成里热蕴实之证。

2. 误治寒化

误治伤阳则可致病从寒化。如《金匮要略·痉湿暍病脉证治》篇中云:"湿家,其人但头汗出,背强,欲得被覆向火。若下之早则哕,或胸满,小便不利,舌上如胎者,以丹田有热,胸上有寒,渴欲得饮而不能饮,则口燥烦也。"湿病之人,由于外感寒湿,湿阻阳痹,阳气不能外达,逆而上行,故出现头汗出、恶寒、背强等症。治疗时自应温经除湿、舒展卫阳,若误用苦寒攻下法治疗,反而损伤人体阳气,病从寒化而出现哕逆、胸脘胀满、小便短少等症。

3. 误治虚化

医者治疗不当损伤人体阳气,除可使病从寒化外,也可使病从虚化。如《金匮要略》在论述虚寒胃反的病机时,仲景曰:"问曰:病人脉数,数为热,当消谷引食,而反吐者,何也?师曰:以发其汗,令阳微,膈气虚,脉乃数,数为客热,不能消谷,胃中虚冷故也。脉弦者,虚也,胃气无余,朝食暮吐,变为胃反。""病人脉数""数为客热",即是由于医者误汗太过,损伤阳气,以致病从虚化,胃阳衰败,形成"朝食暮吐、暮食朝吐、宿食不化"的胃反病。

4. 误治燥化

误治后损伤机体阴液即可使病从燥化。以百合病为例，仲景称："百合病发汗后者，百合知母汤主之。"百合病本属心肺阴虚，内有燥热，内扰心神，故见精神恍惚不定，饮食行动失调，口苦，小便赤等症。若误用汗法，重伤津液，则阴液受伤，病从燥化，因而在上述症状之外，更增心烦、口燥等症，方用百合知母汤治疗即在于养阴润燥、补虚清热。

可见，正确的治疗可使疾病向愈，错误的治疗则易助邪伤正，而使疾病性质发生改变。故辨证施治时必须审证详明，治法得当，避免"误治从化"，加剧病情。

（五）六淫从化

六淫从化是因邪气自身属性而引起的疾病性质的变化。六淫之中最易发生从化的邪气是风邪。风邪之所以最易发生从化，是其属性所决定的。风为阳邪，故风邪本身极具化热倾向。如《金匮要略·脏腑经络先后病脉证》篇云："问曰：病人有气色见于面部，愿闻其说。师曰：……色赤为风。"文中"色赤为风"之所以能够说明患者外感风邪，系因风为阳邪，多从火化，火色赤，所以面赤主风。可见风邪侵入人体后可发生热化形成热证。

综上所述，不难发现，从化类型非止一端，在《金匮要略》中常见的从化现象即有脏腑从化、体质从化、六经从化、误治从化以及六淫从化等多种从化类型，说明以往认为从化仅限于体质从化一种类型的认识具有一定的局限性。其次，研究《金匮要略》"从化学说"对中医诊断、辨证论治、指导处方用药等方面均具有十分重要的意义，同时也为学习和研究仲景学说提供了新认识、新思路。故此乔教授认为在学习与应用辨证论治时，应随时结合"从化学说"加以分析考虑，则会对提高辨证论治水平有更大帮助。

四、提出了《金匮要略》外邪致病观

《金匮要略》外邪致病观系指《金匮要略》一书中所蕴含的由于感受外邪而形成杂病发病机理的学术观点。对于《伤寒杂病论》"外感病"与"杂病"发病原因的认识，古代医家历来皆认为"伤寒是感邪为患"，而"金匮多因内伤，本脏自病"，亦即《伤寒论》所述疾病是因感受六淫而发，而《金匮要略》所载杂病则因七情劳倦、饮食不节、痰饮瘀血而起。此说一倡，后世竞相呼应，悉尊此说。然乔教授细考《金匮要略》原文，书中论述由于感受外邪而致杂病的条文为数甚多，几乎占全书条文的三分之一。由此可见，外邪致病观是仲景杂病发病理论的重要组成部分。为进一步研讨《金匮要略》外感诸邪与杂病的关系，弘扬仲景外邪致病学术思想，乔教授撰写了《试论〈金匮〉外邪致病观》一文进行论述。

1. 外邪侵袭　杂病丛生

感受外邪可以引发杂病，是"《金匮》外邪致病观"的基本观点之一。张仲景在《金匮要略》开宗明义第一篇——《脏腑经络先后病脉证》篇中指出："千般疢难，不越三条：一者，经络受邪，入脏腑，为内所因也；二者，四肢九窍，血脉相传，壅塞不通，为外皮肤所中；三者，房室、金刃、虫兽所伤。以此详之，病由都尽。"在此段原文中，仲景对疾病发生的原因作了明确的阐述。据此，清代医学家吴谦认为得病的原因虽然各种各样，但主要有三条：一为脏腑虚弱，经络受邪即入脏腑；其二为脏腑不虚，虽感受邪气，脏腑并不受邪，疾病发于四肢九窍；其三为房室过度、外伤、虫兽所伤。显而易见，在上述原文中张仲景把杂病的原因类型主要概括为三种类型，而前两类杂病的发生都是由于感受外邪起病，且在诸多致病因素中，张仲景又把外邪作为引发杂病的主要原因。正因为如此，张仲景对杂病进行分类时也同样把外邪所致杂病置于重要地位。《脏腑经络先后病脉证》篇指出："五脏病各有十八，合为九十病，人又有六微，微有十八病，合为一百八病。"文中"五脏各有十八病"即谓五脏感受风、寒、暑、湿、燥、火六淫之邪而形成杂病，有在气分、血分、气血兼病之别，故每脏可为十八病，五脏共计九十种疾病；"人又有六微，微有十八病，合为一百八病"，是指六淫之邪中于六腑，亦有气分、血分、气血兼病之分，计有 108 种疾病。在本段原文中，张仲景明确说明感受外邪可以形成杂病。

为进一步探讨《金匮》外邪致病观，乔教授对《金匮要略》第一篇至第二十二篇中有关外邪致病的内容统计如下（表 4-6）。

表 4-6　《金匮要略》各篇外邪致病及条文统计表

篇章	风	寒	暑	湿	热	疟邪	疫毒	条文数
第一篇								5
第二篇	痉，湿痹	痉，湿痹	暍	痉，湿，暍				27
第三篇	百合病	百合病					阴阳毒	4
第四篇	疟疾	疟疾				疟疾		5
第五篇	中风，历节	中风，历节		历节				10
第六篇	血痹，虚劳	虚劳						4
第七篇	肺痈，咳嗽上气	咳嗽上气			咳嗽上气			5
第八篇		奔豚气						1
第十篇	腹满	腹满，寒疝						7
第十一篇	五脏风寒	五脏风寒，肾着		肾着				8
第十二篇	痰饮	痰饮						2
第十三篇	小便不利							3
第十四篇	水气							9

续表

篇章	风	寒	暑	湿	热	疟邪	疫毒	条文数
第十五篇	黄疸	黄疸						3
第十七篇	呕吐	呕吐，哕逆						4
第二十一篇	产后病	产后病						5
第二十二篇	妇人杂病	妇人杂病						6
小计	19	19	1	5	1	1	1	108

从表 4-6 可以看出，《金匮要略》一书中由外邪所引发的杂病涉及 17 篇，共计 108 条原文，占《金匮要略》条文总数的 27%，外邪侵袭可以形成痉、湿、暍、百合病、阴阳毒、疟疾、中风、历节、血痹、虚劳、肺痈、咳嗽上气、奔豚气、腹满、寒疝、五脏风寒、肾着、痰饮、小便不利、水气、黄疸、呕吐、哕逆、产后病、妇人杂病等 25 种疾病，占《金匮要略》篇题中所列疾病的 51%。

由此可见，外邪是导致杂病的重要原因，外邪致病观是张仲景杂病病因学说和发病学说的重要组成部分。

2. 为患外邪　首推风寒

在《金匮要略》一书中，可以导致杂病的外邪有哪些？它们与杂病的发生有何关系？为弄清这个问题，特列表统计如下（表 4-7）。

表 4-7　杂病与致病外邪关系统计表

篇章	风	寒	暑	湿	热	疟邪	疫毒
第二篇	痉，湿痹	痉，湿痹	暍	痉，暍，湿痹			
第三篇	百合病	百合病					阴阳毒
第四篇	疟疾	疟疾				疟疾	
第五篇	中风，历节	中风，历节			历节		
第六篇	血痹，虚劳	虚劳					
第七篇	肺痈，咳嗽上气	咳嗽上气			咳嗽上气		
第八篇		奔豚气					
第十篇	腹满	腹满，寒疝					
第十一篇	五脏风寒	五脏风寒，肾着	肾着				
第十二篇	痰饮	痰饮					
第十三篇	小便不利						
第十四篇	水气						
第十五篇	黄疸	黄疸					
第十七篇	呕吐	呕吐，哕逆					
第二十一篇	产后病	产后病					
第二十二篇	妇人杂病	妇人杂病					
小计	19	19	2	4	1	1	1

根据表 4-7 可以看出：①在《金匮要略》一书中可以导致杂病的外邪计有风、寒、暑、湿、热、疟邪、疫毒七种邪气；②从致病规律观之，由于感受暑邪、疟邪、疫毒、热邪四种邪气引发的杂病较为单纯，如感受暑邪形成暍病；感受疟邪形成疟疾；感受疫毒形成阴阳毒；外热内袭则可导致肺热咳喘。感受湿邪虽可形成痉病、湿痹、暍病、历节、肾着等五种杂病，然从其部位来看，上述五种杂病的病位均以肌表为主。至于感受风寒邪气所发生的杂病则有痉病、湿痹、百合病、疟疾、中风、历节、血痹、虚劳、肺痈、咳嗽上气、奔豚气、腹满、寒疝、五脏风寒、痰饮、小便不利、水气、黄疸、呕吐、哕逆、产后病、妇人杂病等 23 种，说明《金匮要略》一书中的致病外邪主要是风邪和寒邪，这两种邪气所引发的杂病不仅病种繁多，而且病位广泛，既可外涉肌肉关节，又可内及五脏六腑，是其他五种邪气所无法比拟的。

由此可见，张仲景在《金匮要略》一书中详于论述风寒邪气所引起的杂病，而略于论述其他外邪所导致的疾病，而这一观点与张仲景在《伤寒论》中主论风寒简述它邪的指导思想一脉相承。

3. 病别内外 证分四端

外邪致病，因病邪性质不一，致病途径各异，干犯部位有别，故其所引发疾病的部位有脏腑经络之分，证候有虚、实、寒、热之别，因而临床表现各异，杂证纷陈。虽然如此，在深入探讨后发现外邪致病亦有一定规律可循。概括起来，主要可以分为如下四种类型：

（1）**邪袭肌表 直接为害**

若虽感外邪而人体正气充足，正气拒邪，邪留于表，侵袭肌肤关节而产生的各种疾病，其性质和临床症状往往依所感邪气性质而定。譬如湿痹，顾名思义本证是因湿邪痹着于关节、肌肉起病。由于湿为阴邪，湿性重浊，湿流关节，痹阻阳气而发，故其临床表现为关节疼痛，肢体沉重；湿又为六淫之一，湿邪犯表，营卫不利，故而湿痹之人脉象沉细，正如原文所云："太阳病，关节疼痛而烦，脉沉而细者，此名湿痹。"即使同为湿痹，如若兼夹邪气不同，症状亦随之发生相应变化。譬如麻杏薏甘汤证与麻黄加术汤证，前者为风湿在表，因风性疏泄，善行数变，故其症状兼见发热、恶风、有汗、关节疼痛、游走不定等症；后者属寒湿袭表，因寒、湿俱为阴邪，其性收敛凝涩，故其症状可见发热、恶寒、无汗、关节疼痛剧烈、屈伸不利。其他如暍病、肾着、痉病均因感受外邪发病，病位都在肌表筋脉，其临床表现分别与所感邪气性质密切相关。

（2）**邪干于里 脏腑失调**

邪气外干，正气不能拒邪于表，邪气因入，内犯脏腑所形成的杂病往往由于脏腑功能失调而发病，其症状除可见与该邪性质有关的症状外，尚可见到脏腑功能失调而产生的症状。例如风水病，由于风邪为害，又且肺主皮毛，故见发热恶风、骨节疼痛等症；又肺为水之上源，肺气失宣，停水外溢，故始见则头面浮肿，继则泛溢周身等症。又如肺痈，该病本由风热邪气引发，证属风热内传，邪热壅肺，故该病除有身热、咽干等肺热症状外，且有咳逆气喘，胸痛吐脓、肺失宣降等症状。

（3）内外合邪　共同为患

外邪内干，与脏腑中之有形物质相合，则内外合邪，共同为患，此为《金匮要略》外邪致病的另一主要形式。细考《金匮要略》一书，可以发现内外合邪共同为患的临床表现形式多种多样，有外邪与水相结于里，症见身热脉浮、渴欲饮水、小便不利者，如猪苓汤证、五苓汤证；有外邪与肠中燥屎食滞相结，症见发热恶寒、腹满便秘、脘腹胀满者，如大承气汤证、大柴胡汤证；亦有外邪入里，与经血相结，症见寒热往来如疟、经水忽断者，如主治热入血室的小柴胡汤证。上述诸证，病机不一，病位各异，然其致病形式均属外邪入里与体内有形物质结合为患。

（4）体质有异　从化各一

同为感受外界邪气致病，但因体质有别，邪气随患者体质不同而发生相应的变化，因而在临床上形成了各种不同性质的疾病，此即中医理论所称的从化现象。这种从化现象，在《金匮要略》中亦屡见不鲜，成为张仲景外邪致病观的主要内容之一。张仲景在论述黄疸病发病机制时曾云："寸口脉浮而缓，浮则为风，缓则为痹，痹非中风，四肢苦烦，脾色必黄，瘀热以行。"本条所论黄疸实由外感风邪，从阳化热，与体内湿邪相合，湿热蕴蒸而发为黄疸。又如疟病，《说文解字》注云："疟，寒热休作病。"可见疟病的主症应为寒热交作，但《金匮要略》中所论瘅疟的症状却为"但热不寒"。究其原因，是因其人肺素有热而加感外寒，寒从热化，从而形成只热不寒的瘅疟。可见疟疾症状之所以表现为但热不寒，是由于患者素体热盛，疟邪从阳化热之故。

据上述讨论可知，外邪致病规律大致有四：其病位在肌表者，疾病性质与症状多与病邪性质密切相关；其病在里者，或因外邪干犯，脏腑功能失调而为病，或因病邪与体内有形物质相合而为患；或因外邪随体质属性不同而发生从化形成另一种新的疾病。正是出于这种原因，许多由于感受外邪而形成的杂病，其病机和症状却迥然不同。

综上所述，通过对《金匮要略》一书中外邪致病的探讨，说明导致杂病的外邪计有风、寒、暑、湿、热、疟邪、疫毒七种邪气，可致 25 种杂病，由此可见由于感受外邪而致的杂病篇目众多，条文比重较大，致病范围较广，说明外邪致病观确实是张仲景学术体系的重要组成部分。为了进一步探讨外邪致病观，本文提出在《金匮要略》中导致杂病的外邪虽然有 7 种之多，可以导致多达 25 种杂病，又对外邪致病的规律进行了深入探讨。总之，乔教授在前人极少涉猎的病因领域提出了一种新的发病理论——《金匮》外邪致病观，这一理论对研究疾病的发生和指导临床治疗具有深刻的理论意义和临床指导价值。

五、拓展了《金匮要略》辨证论治方法

《金匮要略》一书历来均被称为方书之祖，治疗杂病的圭臬。对于该书中所运用的辨证论治方法，千百年来众口一词均认为仅为脏腑经络辨治一法。乔教授终身从事仲景学说的研究和应用，在对《金匮要略》一书中所蕴含的辨证方法进行深入、系统、全面的研究之后，发现张仲景在《金匮要略》一书中治疗杂病时，除运用了脏腑经络辨证这一主要辨治方法之外，同时还大量运用了六经辨证、卫气营血辨证、气血津液辨证以及病因辨证等辨证论治方法，这一研究结果拓展了多年来对张仲景治疗杂病辨治方法的认识，弥补了对《金匮要略》辨证论治方法研究的不足，丰富了《金匮要略》辨证方法的内涵，使我们对《金匮要略》治疗杂病辨证论治方法的认识更趋完善，更具多样性。现将其研究内容整理如下。

（一）六经辨证在《金匮要略》中的应用

六经辨证是张仲景在其所著《伤寒论》中创立的、对感受风寒邪气所致外感热病进行辨证论治的方法。它是以六经所连属的经络脏腑的生理功能与病理变化为基础，结合人体抗病能力的强弱、病因的属性、病势的进退等因素对外感疾病发生、发展过程中的各种症状进行分析、综合、归纳，借以判断病变的部位、证候的性质与特点、邪正消长的趋势，并以此为前提决定立法、处方等问题的基本法则。因此六经辨证是以治疗感受风寒邪气所导致的外感热病为目的的辨证论治方法。然而在《金匮要略》中，张仲景却创造性地把六经辨证运用于对杂病的辨证论治之中，不但拓展了六经辨证的适用范围，同时也丰富了杂病的治疗方法。乔教授详细研究了《金匮要略》一书所论治的 40 余种疾病，其中约有 18 种疾病部分和全部运用了六经辨证的治疗方法。而这 18 种疾病主要分为杂病和杂病兼夹外感病两种类型。

1. 辨治杂病

在《金匮要略》中，张仲景常以六经辨证方法治疗杂病。以湿痹的治疗为例，湿痹类似于关节炎、皮肌炎一类疾病，属于杂病范畴，而非外感疾病。但因湿痹的病机系由湿邪痹阻，郁于肌肉，流注关节，卫阳之气痹阻，引发肌肉、关节重浊疼痛，但因系湿邪郁于肌表，故其治法遵循《素问·至真要大论》"其在皮者，汗而发之"，且《金匮要略》也强调"若治风湿者，发其汗，但微微似欲出汗者，风湿俱去"。故此，湿痹虽并非风寒邪束表，但仍属于邪气犯表，故可借用六经辨证中邪气束表的治法，使用汗法治疗，微发其汗，则湿痹可愈。

详考《金匮要略》一书，类似湿痹这样的杂病，运用六经辨证方法辨治者计有痉病、湿痹、暍病、疟疾、历节、咳嗽上气、风水、妇人杂病、产后郁冒 9 种疾病，共计 21 证次。详见表 4-8。

通过表 4-8 可以看出，张仲景在治疗以上 9 种杂病时多次借用了六经辨证进行治疗。其中运用治疗太阳病的方法治疗杂病者有 16 证次；运用治疗少阳病的方法治疗杂病者有 2 证次；运用治疗阳明病的方法治疗杂病者亦有 2 证次；运用治疗太阳阳明合病的方法治疗杂病者计有 1 证次。不难看出，灵活运用六经辨证治疗杂病是张仲景的一大特色。

表 4-8 《金匮要略》运用六经辨证治疗杂病统计

病名	病机	病位	治疗方剂
痉病	刚痉	太阳	葛根汤
	柔痉	太阳	栝蒌桂枝汤
	里实成痉	阳明	大承气汤

病名	病机	病位	治疗方剂
湿痹	寒湿在表	太阳	麻黄加术汤
	风湿在表	太阳	麻杏薏甘汤
	风湿表虚	太阳	防己黄芪汤
	风湿袭表，表阳已虚	太阳	桂枝附子汤
	风湿袭表，表里阳虚	太阳	甘草附子汤
暍病	暑伤气阴	阳明	白虎加人参汤
	暑湿袭表	太阳	一物瓜蒂汤
疟疾	里热表寒	太阳阳明	白虎加桂枝汤
历节	风湿在表，化热伤阴	太阳	桂枝芍药知母汤
	寒湿袭表，气血两虚	太阳	乌头汤
咳嗽上气	外风寒，内水饮	太阳	射干麻黄汤
	外风邪，内饮热	太阳	越婢加术汤
	外风寒，内饮热	太阳	小青龙加石膏汤
风水	外风表虚	太阳	防己黄芪汤
	风水挟热	太阳	越婢汤
	风水在表	太阳	杏子汤
妇人杂病	热入血室	少阳	小柴胡汤
产后郁冒	外寒里实	少阳	小柴胡汤

2. 辨治杂病兼夹外感病

　　《金匮要略》也善于使用六经辨治法治疗杂病兼夹外感病。譬如痉病的治疗。痉病是由素体津液亏虚，复感外邪所致的一种以颈项强直、牙关紧闭、口噤不开等为主症的疾病。由于该病的病机中有外感风寒邪气的一面，因此虽然可以见到筋脉拘挛、角弓反张、口噤不开等痉病的主症，但也有外感风寒所致的太阳病症状，如《金匮要略·痉湿暍病脉证治》篇中论述柔痉的主症时即云："太阳病，发热汗出，而不恶寒，名曰柔痉。"并在进一步论述柔痉的治疗时云："太阳病，其证备，身体强，几几然，脉反沉迟，此为痉，栝蒌桂枝汤主之。"可见，本病虽然具有一系列颈项强直、牙关紧闭、口噤不开等痉病的主症，但同时也表现出发热、恶风、头痛、脉浮等太阳中风表虚证的症状，因而仲景在治疗柔痉时选用栝蒌桂枝汤，方中既用天花粉滋养阴液、舒缓筋脉，又用桂枝汤疏风解肌、调和营卫，疏散在表之风邪，合收滋阴养液，疏风散邪之功，则柔痉自愈。

　　再如治疗妇人杂病"热入血室"时亦是借用六经辨证的方法，使用小柴胡汤进行治疗。《金匮要略·妇人杂病脉证并治》篇中论述妇女"热入血室"云："妇人中风，七八日续来寒热，发作有时，经水适断，此为热入血室，其血必结，故使如疟状，发作有时，小柴胡汤主之。""热入血室"本属杂病，该病之所以发生，是"邪热与阴血相互搏结于血室所致"，就一般治法而言，当以清热活血为法，但该病症见寒热往来，发作有时，病如疟状等少阳病症状，又且血室隶属于肝，而肝胆脏腑相合，肝邪干犯于胆，致使胆气不利，少阳枢机不和，治用小柴胡汤，使邪从少阳转枢而出，则其病乃痊。"热入血室"一病本属杂病而非伤寒，却运用六经辨证的方法选用小柴胡汤疏解少阳而告痊愈，使我们清晰地看到张仲景圆机活法，灵活地运用六经辨证的一面。

张仲景在《金匮要略》一书中，治疗杂病兼夹外感病者，尚有寒疝、支饮、消渴、黄疸、产后大便难等疾病。具体病证、病机及治疗方剂等详列于下（表4-9）。

表 4-9   《金匮要略》运用六经辨证治疗杂病兼夹外感病统计

病名	病机	病位	治疗方剂
寒疝	内外皆寒	太阳	乌头桂枝汤
支饮	外寒内饮	太阳	小青龙汤
消渴	外邪内饮	太阳	五苓散
黄疸	黄疸兼表虚证	太阳	桂枝加黄芪汤
	黄疸兼少阳证	少阳	柴胡汤
产后大便难	大便难	阳明	大承气汤

从表4-9可以看出，张仲景运用六经辨证的方法治疗杂病兼夹外感病者共涉及5种疾病，计有6个证次，其中病涉太阳者4证次；涉及少阳和阳明病者各1证次。此类疾病如若单从涉及的病种和方证来看数量有限，但却为后世治疗杂病兼夹外感病揭示了新的思路，提供了行之有效的治疗方法。

以寒疝病为例：中医学认为寒疝是因感受寒邪而致的腹痛，属杂病范畴。正如《素问·长刺节论》所说："病在少腹，腹痛不得大小便，病名曰疝，得之寒。"《诸病源候论》也强调："疝者，痛也。"可见，寒疝是一种阴寒性腹痛，张仲景在《金匮要略·腹满寒疝宿食病脉证治》篇中进一步论述了寒疝的病机，即"腹痛，脉弦而紧，弦则卫气不行，即恶寒，紧则不欲食，邪正相搏，即为寒疝"，认为寒疝的病机为素体阳虚内寒，又为外寒所引发。若作为诱因的外寒全然内传入里，则与原已存在的内寒相合，外无伤寒表证，形成阳虚寒盛的寒疝腹痛，治宜散寒止痛，方用大乌头煎；如若作为诱因的外寒并未完全入里，尚有部分寒邪停留于表，即可形成表里兼寒证，治疗之时不但需要温里散寒，而且尚要解散在表之寒邪，则乌头桂枝汤证即体现了这一治法。此即《金匮要略·腹满寒疝宿食病脉证治》篇所说："寒疝腹中痛，逆冷，手足不仁，若身疼痛，灸刺诸药不能治，抵当乌头桂枝汤主之。"本条所论寒疝即属里阳已虚，表寒未解的表里皆寒证，治当温里解表，方用乌头、蜂蜜温散里寒，解表则用桂枝汤，解散表寒。如此治疗，使里寒得温，表寒得散，双解表里，其证自安。

在《金匮要略》一书中，张仲景尤喜用小青龙汤治疗支饮而兼太阳表证，如"咳逆倚息不得卧，小青龙汤主之"。这里所说的小青龙汤证即是由于外寒引动内饮而致的支饮兼表证。症状除见到"咳逆倚息，短气不得卧"等支饮症状外，尚见发热恶寒、无汗身痛等伤寒太阳表实证，故选小青龙汤外散表寒，内蠲水饮，表里同治，支饮乃愈。

总之，六经辨证的方法和体系，原本是张仲景为辨治外感风寒邪气所引起的外感热病而设，而在《金匮要略》中，张仲景却将六经辨证方法创造性地运用于杂病的辨证施治，其中共涉及辨治杂病 14 种、27 个方证。从以上论述可以看出，六经辨证方法不仅可以运用于外感疾病的辨治，也同样可以广泛运用于杂病的治疗，张仲景在《金匮要略》一书中运用六经辨证方法治疗杂病的学术思想，为后世将六经辨证用治杂病的实践奠定了坚实的理论基础，开辟了辨治杂病的新思路，具有十分重要的理论价值和临床指导意义。

（二）运用气血津液辨证治疗杂病

众所周知，《黄帝内经》中，只是对气、血、津、液的生理概念及其在病理状态下可能引起的部分疾病及症状做了一些论述，但由于时代的局限，对许多由气血津液失调引起的疾病并未详细论述，更未能论述这些疾病的辨证论治，而张仲景在《金匮要略》中弥补了这一不足，揭示了气血津液辨证的辨治方法，开创了气血津液辨证治疗杂病的先河。

气血津液辨证，是运用脏腑学说中有关气血津液的理论，分析气、血、津液的病变，辨认其所反映的不同证候，并进行治疗的体系和方法。在《金匮要略》中，张仲景运用气血津液辨证对痉病、百合病、虚劳、疟疾、奔豚气、胸痹、心痛、腹满、寒疝、咳嗽上气、肺痈、肺痿、肝着、脾约、痰饮、消渴、小便不利、水气、黄疸、呕吐、哕逆、下利、吐血、便血、胃反、惊悸、金疮、胎动不安、妊娠小便难、妊娠水肿、妇人癥病、产后腹痛、产后呕逆、梅核气、妇人脏躁、经水不利、妇人腹痛、妇人崩漏等 38 种疾病进行了辨证论治。

1. 气病辨证

在《金匮要略》中，关于气病辨证涉及百合、虚劳、咳嗽上气、肺痈、奔豚气、胸痹、肝着、梅核气、哕逆、下利、胃反、妇人脏躁、产后腹痛、产后呕逆等 14 种疾病的辨证论治。

气病是由气的生化不足或耗散太过而致气的不足、气的某些功能减退、气的运动失常等所致的疾病。在《金匮要略》一书中，气病常见的证候主要可以分为气滞、气逆、气虚和气陷 4 种证型。

（1）气滞证

就《金匮要略》而言，气滞证病位主要在肝和胸部。形成的主要原因是情志不舒，肝气郁滞，或心肺气郁，胸阳痹阻。

其病位在肝者，如肝着病，《金匮要略·五脏风寒积聚病脉证并治》中说："肝着，其人常欲蹈其胸上，先未苦时，但欲饮热。"本证病机实为肝气不舒，气郁血滞，而致胸胁痞闷不舒，甚或胀满、刺痛，局部喜以手揉按或捶打即舒，方用旋覆花汤行气活血，通阳散结即愈。

其病在胸者，如胸痹橘枳姜汤证，《金匮要略·胸痹心痛短气病脉证治》中说："胸痹，胸中气塞，短气……橘枳姜汤亦主之。"本证即由肺气郁滞，兼夹饮邪痹阻胸阳而成，由于肺气郁滞，故见胸中憋闷、短气，治用橘枳姜汤行气化饮，通阳行痹。

总之，在《金匮要略》一书中由气机郁滞而形成的疾病主要有肝着、梅核气、脏躁、百合病、产后腹痛和胸痹等6种疾病。就其病位而言，病位在肝者，主要有肝失疏泄，气血郁滞所致的肝着病；气血郁滞、气滞重于血瘀的产后腹痛；痰凝气滞阻于咽喉所致的梅核气以及肝郁化火，心脾两虚的脏躁病。其病位在胸者，为气机郁滞，胸阳痹阻的胸痹病，以及由于七情不遂，化火伤阴的百合病。

（2）气逆证

《金匮要略》中之气逆证是由脏腑气逆上冲导致的一类病症，其病机主要为肺气上迫、肝气上冲、胃失和降及虚寒上逆。

例如奔豚气即属于肝气上冲所致的疾病。《金匮要略·奔豚气病脉证治》篇云："奔豚气上冲胸，腹痛，往来寒热，奔豚汤主之。"文中所说的奔豚气病机即是肝气郁结，郁而化热，气逆上冲。仲景治用奔豚汤，方中重用李根白皮清肝热、降冲逆；生姜、半夏降逆平冲；葛根、黄芩清火平肝；芍药、甘草缓急止痛；当归、川芎养血调肝。诸药合用，共收疏肝清热，平冲降逆之效。

又如治疗咳逆上气的皂荚丸证。《金匮要略·肺痿肺痈咳嗽上气病脉证并治》篇云："咳逆上气，时时吐浊，但坐不得眠，皂荚丸主之。"此属痰浊壅肺，肺失宣肃，肺气上逆致生咳嗽气喘，不得平卧，频频吐出稠浊痰液的咳逆上气病。因其痰浊难以咳出，有胶固不拔之势，故治以皂荚丸，取其宣壅导滞，利痰涤窍之力，俾痰除气顺，则咳喘自瘥。

气逆证可以形成多种疾病，详见表4-10。

表4-10　气逆病证统计表

病名	病机	病位	方证
肺痈	肺气上逆	肺	葶苈大枣泻肺汤
咳嗽上气	痰浊壅肺，肺气上逆	肺	皂荚丸
胸痹	气逆饮乘，痹阻胸阳	脾	枳实薤白桂枝汤
	中焦阳虚，寒气上逆	脾	人参汤
奔豚气	肝气郁结，化热上冲	肝	奔豚汤
	心肾阳虚，寒气上逆	心、肾	桂枝加桂汤
产后呕逆	气阴两虚，胃气上逆	胃	竹皮大丸
哕逆	胃寒气逆	胃	橘皮丸
	胃虚有热，气逆上冲	胃	橘皮竹茹汤

从以上论述可知，气逆证主要导致的病变有肺痈、咳嗽上气、胸痹、奔豚气、产后呕逆、哕逆6种疾病；病位主要责之肺、肝、心、肾和脾、胃等6个脏腑，计有肺痈病肺气上逆所致的葶苈大枣泻肺汤证，咳嗽上气而致的痰浊壅肺，肺气上逆的皂荚丸证，胸痹气逆饮乘，痹阻胸阳的枳实薤白桂枝汤证及中焦阳虚，寒气上逆的人参汤证，奔豚气肝气郁结，化热上冲的奔豚汤证和心肾阳虚，寒气上逆的桂枝加桂汤证，以及产后呕逆气阴两虚，胃气上逆的竹皮大丸证，哕逆病胃寒气逆的橘皮丸证以及胃虚有热，气逆上冲的橘皮竹茹

汤证等 9 个方证。

（3）气虚证

气虚证常是由久病体虚，劳累过度等因素引起的一类疾病，是脏腑组织功能减退的表现。在《金匮要略》中，单纯的气虚证主要涉及虚劳和胃反 2 种疾病，计有 3 个方证，即黄芪建中汤证、大半夏汤证、薯蓣丸证。

《金匮要略·呕吐哕下利病脉证治》篇中说："胃反呕吐者，大半夏汤主之。"大半夏汤证，即是由于脾气虚弱，日久伤阴而致的胃反病。胃反呕吐与一般呕吐不同，其特征是朝食暮吐，暮食朝吐，宿谷不化，并见不欲饮食，食少纳呆，神疲乏力等症，病属中焦虚寒，运化失常，日久不愈，致使脾津亏虚，肠道失润，尚可见到心下痞硬，大便燥结如羊屎等症。治用大半夏汤，方中重用半夏和胃降逆，人参益气补虚，白蜜和中润燥。三药合用，共奏补脾益气、和胃降逆之效。

气虚证虽然涉及病证较少，仅有 3 个方证，但却反映出张仲景治疗气虚证独重脾胃的特点，又如黄芪建中汤即成为后世治疗脾胃虚寒证的传世名方，而薯蓣丸中已内含有八珍汤之意。

（4）气陷证

气陷证即中气下陷证。中气下陷是以脾气升举无力为主要特征的病理状态。中气生化于脾，脾性主升，所以在脾胃气虚时，则易导致中气不升反降，形成中气下陷之证，主要表现为小腹坠胀，便意频频，脱肛以及短气乏力等气虚症状。在《金匮要略》中，中气下陷主要见于滑脱下利的诃梨勒散证。

《金匮要略·呕吐哕下利病脉证治》篇云："气利，诃梨勒散主之。"即是由于泻利日久，中气下陷，气虚不固，而见下利泄泻，日久不愈，滑脱不禁，大便常随矢气而出的症状。张仲景治用煨诃子涩肠固脱，以粥饮和服以培益中气。吴谦在《医宗金鉴》中释云："气利，所利之气不臭，所下之物不黏，则谓气陷肠滑，故用诃黎勒散以固肠，或用补中益气以举陷亦可。"

（5）辨证规律与特点

根据以上论述可知，在《金匮要略》一书中，气病辨证共计涉及 15 种疾病、19 个方证，根据病机主要可以分为气滞、气逆、气虚、中气下陷 4 类证型，病位主要在肺、肝、脾、肾、胃，其中病位在肺、肝、脾的病变约占气病辨证的 78.9%。引起气病的主要原因为痰饮、气郁、寒邪、热邪、气虚和阳虚。就疾病性质而言，气病属实者计有 11 个方证，属虚者 8 个方证，因此张仲景论述气病的特点是虚实分证，而以实证为主。在治法方面，针对上述气病的 4 种证型，张仲景分别运用了理气解郁、顺气降逆、益气补虚、涩肠固脱等治疗方法，分别体现了行、降、补、涩 4 种气病的治法特点。

2. 血病辨证

血病是由外邪干扰或脏腑功能失调而致血的生理功能失常所出现的病症。运用血病辨证治疗的疾病有虚劳、疟疾、黄疸、寒疝、吐血、便血、金疮、胎动不安、妊娠小便难、妇人癥病、产后腹痛、经水不利、妇人腹痛、妇人崩漏等 14 种疾病。

在《金匮要略》一书中，血病常见的证型主要分为血瘀证、血虚证、血热证3种类型。

（1）血瘀证

血瘀证是指血行迟缓、运行不畅，或营血溢于脉外的病理状态。

在血瘀证中，又有单纯血瘀证和血瘀夹虚证之分。属于单纯血瘀证者如土瓜根散证。《金匮要略·妇人杂病脉证并治》篇土瓜根散证原义说："带下经水不利，少腹满痛，经一月再见者，土瓜根散主之。"经水不利系指经行不畅，"一月再见"为月经一月两至，病由瘀血新结，血室蓄泄失常所致。血室当蓄失蓄，故见一月两潮；当泄未泄，乃见经行不畅；瘀血内阻，则少腹满痛，治用土瓜根散，以桂枝、芍药调营，土瓜根、䗪虫破瘀，用酒送服以助药力。诸药合用，使瘀去经调，故《兰台轨范》称之为"治瘀血伏留在冲脉之方"。

又如血瘀夹虚证，《金匮要略》大黄䗪虫丸证原文云："五劳虚极羸瘦，腹满不能饮食，食伤、忧伤、饮伤、房室伤、饥伤、劳伤、经络营卫气伤，内有干血，肌肤甲错，两目黯黑。缓中补虚，大黄䗪虫丸主之。"本证即属虚劳兼挟干血证。由于五劳七伤致使人体虚损，损伤脾胃虚弱以致形体消瘦，腹满不能饮食。由于虚劳日久，气不行血，导致瘀血停留日久形成"干血"，出现"两目黯黑，肌肤甲错"症状，均属瘀血久停，肌肤失养所致。治宜大黄䗪虫丸祛瘀生新，缓中补虚，方中用大黄、䗪虫、桃仁、虻虫、水蛭、蛴螬、干漆活血化瘀；芍药、地黄养血补虚；甘草、白蜜益气和中，诸药合用制成丸剂，意在峻药缓用，使祛瘀而不伤正，扶正而不留瘀，达到攻补兼施的目的，亦即"缓中补虚"之意。

在《金匮要略》血病中，血瘀所致疾病，详见表4-11。

表4-11 《金匮要略》血瘀病证统计表

病名	病机	病位	治疗方剂
虚劳	虚劳挟瘀	肾	大黄䗪虫丸
黄疸	瘀血内阻	肾	硝石矾石散
疟疾	疟邪日久，假血依痰，成癥瘕	肝	鳖甲煎丸
金疮	金疮出血	肌肤	王不留行散
妇人癥病	瘀血内阻	肝	桂枝茯苓丸
产后腹痛	产后瘀血内阻	肝	下瘀血汤
经水不利	瘀血阻滞	肝	土瓜根散 抵当汤
妇人腹痛	瘀血阻滞	肝	红蓝花酒

由表4-11可以看出，血瘀证计有8种疾病、9个方证，其中妇科疾病有4个，占血瘀证的50%，可见张仲景认为血瘀证在整个妇科疾病中占有一定的位置。

（2）血虚证

血虚证是因阴血不足，失于濡养而致的一类证候。在《金匮要略》中，血虚证计有8个方证，主要分为单纯的血虚证和血虚兼寒证两类证候。在血虚证中，譬如治疗失眠的著名方证——酸枣仁汤证，《金匮要略·血痹虚劳病脉证并治》篇在论述虚劳失眠病时说："虚劳虚烦不得眠，酸枣仁汤主之。"本证即是论述肝血不足，心血亏损所致的虚烦失眠证。

肝血不足，虚热内生则魂不归肝，心血亏虚则神难守舍，虚热扰及心神，则致虚劳不寐，治用酸枣仁汤。方中酸枣仁为君补养肝血，宁心安神；与甘草合用，酸甘合化，以增养血之力。知母养阴清热；川芎理血疏肝，茯苓宁心安神，共奏养阴清热，宁心安神之效。治疗血虚兼寒的常见方证——胶艾汤证，《金匮要略·妇人妊娠病脉证并治》论述妇人崩漏时说："妇人有漏下者，有半产后因续下血都不绝者，有妊娠下血者，假令妊娠腹中痛，为胞阻，胶艾汤主之。"本证即是由于冲任虚寒，摄纳无权，而致阴血漏下。治用胶艾汤养血暖宫，止血止痛。方中阿胶补血止血；艾叶暖宫止痛；当归、川芎、白芍、熟地补血而不滞血，行血而不破血，补中有散，散中有收，组成中医治血要剂。辅以甘草调和诸药，佐以清酒以行药势。合而用之，以收养血止血、暖宫缓痛之功，是治疗血虚崩漏以及安胎的常用方剂。

在《金匮要略》血病中，血虚所致疾病，见表4-12。

表4-12　血虚病证统计表

证型	病名	病机	病位	治疗方剂
血虚证	虚劳失眠	肝血不足	肝	酸枣仁汤
	胎动不安	血虚湿热	肝	当归散
	妊娠小便难	血虚热壅	膀胱	当归贝母苦参丸
血虚兼寒证	寒疝	血虚内寒	肝脾	当归生姜羊肉汤
	妇人崩漏	虚寒挟瘀致阴虚内热	肝	温经汤
		冲任虚寒	肝	胶姜汤
		冲任虚寒，摄纳无权	肝	胶艾汤
	妇人腹痛	血虚内寒	肝脾	小建中汤

由表4-12可以看出，血虚证共计涉及6种疾病，8个方证。其属血虚证者，涉及虚劳失眠、胎动不安、妊娠小便难3种疾病；证属血虚兼寒者，涉及崩漏、腹痛、寒疝3种疾病，胶艾汤证、胶姜汤证、温经汤证、当归生姜羊肉汤证、小建中汤证5首方剂。

（3）血热证

血热证是由于脏腑火热炽盛，热迫血分所表现的证候。在《金匮要略》中，血热证主要涉及吐血和便血2种疾病。

一为火热亢盛，迫血妄行而致的吐血病，正如《金匮要略·惊悸吐衄下血胸满瘀血病脉证治》篇中所说："心气不足，吐血、衄血，泻心汤主之。"以方测证可知，此为热盛火炽，迫血妄行之证。心主血，藏神，热盛于内，心火炽盛，神明被扰，神不守舍，故心气不定。热盛火炽，迫于血分，则血热妄行，溢出脉道，以致吐血，衄血。故治以清热止血，方用泻心汤，方中黄连清心泻火，黄芩泻上焦火，大黄苦寒降泻。三药合用，苦寒直折火势，使火降而血宁，不止血而血自止。

血热还可导致另一种疾病——便血。《金匮要略》中云："下血，先血后便，此近血也，赤小豆当归散主之。"本条是论述湿热便血的证治。近血是指出血部位距肛门较近，其特征是便血在先，大便在后，兼见下血鲜红，腹痛，大便不畅，舌红苔黄腻，脉象濡数等症。证属湿热蕴结大肠，灼伤肠络，迫血下行。治宜清热利湿，养血止血，方用赤小豆当归散，方中赤小豆清热利湿解毒，当归养血止血，浆水清凉解毒，清热除湿。

（4）辨证规律与特点

综合以上论述，《金匮要略》中关于血病辨证的论述，共计涉及 14 种疾病、19 个方证。其病机分别为血瘀证、血虚证、血热证 3 个主要类型，以血瘀而导致的病症居多，占整个血病的 57.14%，居于 3 种血病类型的首位。在以上 3 种证型中，血瘀证和血虚证各占所有方证总数的 47.37% 和 42.1%，可见张仲景对于血病的论述是以血瘀证和血虚证为主的。血病的病位主要在肝、脾、肾、心、大肠和膀胱，但以肝为主，计有 12 个方证，约占所有方证总数的 63.16%。可见张仲景继承《黄帝内经》理论，认为肝主藏血，故血病病位当以肝为主。在治法方面，针对以上血病的证型，张仲景分别采用活血祛瘀、养血补虚、清热宁血作为主要治则，对于兼夹虚寒、气虚、湿邪者，则分别辅以散寒、益气、化湿等治之。

3. 津液辨证

津液是津和液的总称，一般来说，津的性质较为清稀，布散于体表皮肤、肌肉和孔窍，并能渗注于血脉，起滋润作用；液的性质较为稠厚，灌注于骨节、脏腑、脑、髓等组织，起濡养作用。但由于二者均来自于脾胃所运化的水谷精微，且可以互相转化，在病理上又相互影响，故常以津液并称。津液辨证则是根据津液病变所产生的症候进行辨证论治的方法。

津液的生成与输布主要与脾的运化，肺的通调，肾的气化功能密切相关。就《金匮要略》而言，由于津液的病理变化而产生的疾病，可以概括为水饮内停证、水饮上逆证、水湿在表证、饮阻阳痹证、津液不足证五种类型。

（1）水饮内停证

水饮内停证是指由于水饮输布失常，以致水饮内停脏腑，导致脏腑功能失常而产生的病证。在《金匮要略》中，由于水饮内停而产生的疾病涉及 20 个方证，而这些方证又有虚、实之分。具体情况可见表 4-13。

由表 4-13 可以看出，在《金匮要略》中属于水饮内停者有 5 种疾病、20 个方证，又可分为虚、实两种类型。其病机属实者，常见射干麻黄汤证、厚朴麻黄汤证、泽漆汤证、甘遂半夏汤证、己椒苈黄丸证、十枣汤证等 14 个方证。属虚者有肾气丸证、苓桂术甘汤证、吴茱萸汤证等方证。

水饮内停而病机属实者，如甘遂半夏汤证，《金匮要略》云："病者脉伏，其人欲自利，利反快，虽利，心下续坚满，此为留饮欲去故也，甘遂半夏汤主之。"由于水饮久留肠胃，郁遏阳气，故脉伏；体内留积之饮，随大便而下则下利；饮减则人爽，故利反快；然下利虽排除了部分饮邪，但饮留既久，终难尽去，加之新饮复积，故心下续坚满。可见此病属于饮留成实，正气未虚，邪欲下趋之证。治宜因势利导，攻逐水饮，以绝病根。方用甘遂半夏汤，方中以甘遂攻逐水饮，半夏散结除痰，芍药、甘草、白蜜甘缓酸收以安中。方中甘草与甘遂相反而同用，意在取其相反相成，以激发留饮得以尽去。

表 4-13 水饮内停病证统计表

病种	病机	病位	病性	治疗方剂
咳嗽上气	外寒内饮	肺	实证	射干麻黄汤
	饮热迫肺	肺	实证	厚朴麻黄汤
	饮热结实于里	肺	实证	泽漆汤
	外感风邪饮热迫肺	肺	实证	越婢加半夏汤
	外感寒邪内夹饮热	肺	实证	小青龙加石膏汤
痰饮	外寒内饮	肺	实证	小青龙汤
	饮热迫肺正气已虚	肺	虚实夹杂	木防己汤
	饮邪结实正气已虚	肺	虚实夹杂	木防己去石膏加茯苓芒硝汤
	饮热郁肺，腑气不通	肺	实证	厚朴大黄汤
	饮热壅肺	肺	实证	十枣汤
	饮停胸膈	胸胁	实证	葶苈大枣泻肺汤
	脾阳不足，饮停于胃	脾	虚证	苓桂术甘汤
	脾失健运，饮停于胃	脾	虚证	苓桂术甘汤
	肾阳不足	肾	虚证	肾气丸
	饮结于肠，饮邪下趋	大肠	实证	甘遂半夏汤
	饮结肠间，居而不动	大肠	实证	己椒苈黄丸
呕吐	脾胃虚寒，水饮内停	胃	虚证	茱萸汤
	寒饮搏结于胸胃	胃	实证	生姜半夏汤
小便不利	水停膀胱	膀胱	实证	五苓散
妊娠水肿	水气内停	膀胱	实证	葵子茯苓散

其病机属虚者，如肾气丸证、苓桂术甘汤证、吴茱萸汤证等方证。在《金匮要略》中，张仲景运用肾气丸治疗痰饮病中的微饮证。微饮，属痰饮之轻微者，即《金匮要略》所说："水停心下……微者短气"之症。因病证轻微，外证不甚明显，仅有短气一症较为突出，应兼小便不利等症。短气是因饮邪阻滞，气机不利所致，饮邪既停，治当利小便以去微饮。但究其原因，肾气丸具有温肾利水之效，治肾阳衰微，水停不化之证，其症除短气外，可兼畏寒足冷、小腹拘急不仁、小便不利，宜用肾气丸温肾化水，使肾中阳气蒸腾，水饮随小便而去，则短气可愈。

（2）水饮上逆证

水饮上逆证是由于水饮内停，向上冲逆，症见呕吐、眩晕、头痛等症的疾病。在《金匮要略》中，由于水饮上逆而产生的疾病主要有惊悸、痰饮、腹满、心痛、呕吐、奔豚气等 6 种疾病、12 个方证。为便于了解，列表如下（表 4-14）。

水饮上逆证共涉及 6 种疾病。疾病病位涉及脾、胃、肝、肾 4 个脏腑，但以脾胃为主，约占所有方证的 83%。在水饮上逆的诸多症状中，呕吐是其中的主要表现之一，因此水饮上逆证主要集中在痰饮病和呕吐病。如小半夏汤证、小半夏加茯苓汤证、五苓散证、泽泻汤证、茯苓泽泻汤证、半夏干姜散证等病机都属于水饮上逆之证。以小半夏加茯苓汤证为例,《金匮要略》谓其:"卒呕吐,心下痞,膈间有水,眩悸者,小半夏加茯苓汤主之。"此证病机即为饮停于胃,痰饮上逆。由于饮停于胃,则心下痞满;胃失和降,水饮上逆,可见猝然呕吐;清阳不升,浊阴上冒,则头目昏眩;水饮凌心,则心下动悸。正如尤在泾所说:"饮气逆于胃则呕吐,滞于气则心下痞,凌于心则悸,蔽于阳则眩。"故治用小半夏加茯苓汤,方中小半夏汤和胃化饮,降逆止呕,茯苓导水下行,宁心安神。全方具有化饮利水,降逆宁心之效,故可用治水饮上逆所致的呕吐、心悸之证。

表 4-14 水饮上逆病证统计

病种	病机	病位	病性	治疗方剂
惊悸	饮停于胃,水饮凌心	胃	实证	半夏麻黄丸
痰饮	饮停于胃,水饮上逆	胃	实证	小半夏汤
	饮停于胃,水饮凌心	胃	实证	小半夏加茯苓汤
	饮停于胃,水饮上逆	胃	实证	小半夏加茯苓汤
	脾胃阳虚,下焦饮逆	脾	虚证	五苓散
	饮停心下,水饮上逆	脾	实证	泽泻汤
腹满	脾胃阳虚,寒饮上逆	脾	虚证	附子粳米汤
心痛	中焦阳虚,寒饮上逆	脾	虚证	桂枝生姜枳实汤
呕吐	脾胃阳虚,饮邪上逆	脾	虚证	茯苓泽泻汤
	脾胃阳虚,饮邪上逆	脾	虚证	半夏干姜汤
	肝胃虚寒,饮邪上逆	肝	虚证	茱萸汤
奔豚气	下焦寒饮上逆	肾	虚证	苓桂草枣汤

水饮上逆尚可引发奔豚气,如《金匮要略·奔豚气病脉证治》篇所论之茯苓桂枝甘草大枣汤证,原文称:"发汗后,脐下悸者,欲作奔豚,茯苓桂枝甘草大枣汤主之。"本证是因水饮上逆而引发的奔豚病。病者素有下焦停水,今发汗过多,内伤心阳,不能下温肾水,使下焦水饮向上冲逆,故见脐下筑筑动悸,此乃欲作奔豚之势。治用苓桂草枣汤者,方中以茯苓为君渗利水饮;桂枝温心阳、平冲逆;佐用甘草、大枣补益中气,培土制水。合收温阳下气,培土伐水之功,则奔豚乃止。

（3）水湿在表证

水湿在表证是由水液内停,泛溢肌表或直接感受水湿之邪而导致的浮肿,身体痛、重等症的病证,常见于痰饮、水气等病中,现列表统计如下(表 4-15)。

如表 4-15 所示,水湿在表的疾病共计 11 个方证,主要用治痰饮病和水气病。疾病性质以实证为主,计有 8 个方证;虚实相兼者 3 个方证。实证如大青龙汤证,原文称:"病溢饮者,当发其汗,大青龙汤主之。"溢饮是由于饮溢肌表而致,其病位在表。主症为身体疼重。若饮溢于肌表而内兼郁热,症见身体疼重、脉浮紧、无汗而烦躁,治宜发汗散水,兼清郁热,方用大青龙汤,方中麻黄、桂枝解表发汗,宣散水饮;杏仁、生姜宣肺利气,解表化饮；石膏清热除烦；甘草、大枣和中益脾，以资汗源，故可用治溢饮郁热证。而水气病防己茯苓汤证则属虚中夹实证。原文云："皮水为病，四肢肿，水气在皮肤中，四肢聂聂动者，防己茯苓汤主之。"由于脾阳虚弱，水湿内停，里水外溢，则形成水气病，故见四肢浮肿，按之没指；水湿停滞皮中，水遏卫气，气行逐水，邪正相争，故四肢聂聂而动。治宜防己茯苓汤补脾益气，行水利湿。方中防己、茯苓渗湿利水，导水下行，以治其标；黄芪、桂枝、甘草益气温阳，培土制水，以治其本。全方标本兼治，俾正气恢复而水气下行，故为治疗脾虚浮肿的有效方剂。

表4-15　水湿在表病证统计表

病种	病机	病位	病性	治疗方剂
痰饮	饮溢肌肤	肌肤	实证	小青龙汤
	饮溢肌肤，内兼郁热	肌肤	实证	大青龙汤
水气	皮水溢表	肌肤	实证	甘草麻黄汤
	风水表虚	肺	虚实	防己黄芪汤
	肺失宣化，内有郁热	肺	实证	越婢加术汤
	风水挟热	肺	实证	越婢汤
	风邪外袭，肺失通调	肺	实证	杏子汤
	脾虚水停，阻遏阳气	脾	虚实	防己茯苓汤
	肾阳不足	肾	虚实	麻黄附子汤
	水湿郁表	肌肤	实证	桂枝加黄芪汤
	水湿袭表，湿郁化热	肌肤	实证	黄芪芍桂苦酒汤

（4）饮阻阳痹证

饮阻阳痹证是由水饮停滞，闭阻阳气而致的病证，主要见于胸痹病。仲景将其病因病机归纳为"阳微阴弦"，即胸阳不足、痰饮搏结，痹阻胸阳，故采用宣痹通阳法治疗，主要方剂有栝蒌薤白白酒汤、栝蒌薤白半夏汤、枳实薤白桂枝汤和茯苓杏仁甘草汤。

以栝蒌薤白白酒汤证为例，《金匮要略》原文谓其："胸痹之病，喘息咳唾，胸背痛，短气，寸口脉沉而迟，关上小紧数，栝蒌薤白白酒汤主之。"本条论述了胸痹的典型证候和治法。其典型证候为"喘息咳唾、胸背痛、短气"，是由于胸阳不足，中焦寒饮内盛，饮邪上乘，痹阻胸阳。由于阳气闭阻，不通则痛，故见胸背疼痛、短气；气闭胸中，肺失肃降则喘息咳唾。治用栝蒌薤白白酒汤者，乃因本方具有通阳散结，豁痰下气之功。方中栝蒌甘寒滑润，宽胸涤痰；薤白辛温通阳，疏滞散结，豁痰下气；白酒通阳宣痹，载药上行。诸药同用，使饮邪得去，阳气宣通，则胸痹诸症自除。

《金匮要略》中，水液停聚可以导致47个方证，病位涉及肺、脾、肾、心、肝、胃、大肠、膀胱等脏腑以及胸胁、肌肤等部位。其中病位在肺者有16个方证，在脾者9个方证，在肾者3个方证，约占所有方证的60%，其他方证的病机也大多与肺、脾、肾有关，可见张仲景认为形成水液停聚的主要原因是肺、脾、肾三脏功能失调所致，并在治疗痰饮病时提出了"病痰饮者，当以温药和之"的著名论断以及治疗水气病当用"发汗、利尿、逐水"三大治法，成为后世治疗水液停聚类疾病基本治疗法则。

（5）津液不足证

津液不足，是指由于津液亏少，全身或某些脏腑失去濡润滋养而出现的证候。详考《金匮要略》一书，涉及津液不足的疾病有痉病、百合、虚劳失眠、肺痿、咳嗽上气、脾约、消渴等 7 种疾病，计有 14 个方证。就其证型而言，基本可以分为阴虚内热、虚火上逆、津伤邪侵 3 个证型。

证属阴虚内热者，《金匮要略》中计有百合、脾约、消渴、虚劳失眠 4 种疾病，计有 9 个方证（表 4-16）。

表 4-16 阴虚内热病证统计表

病名	病机	病位	病性	治疗方剂
百合	心肺阴虚内有燥热	心肺	虚实相兼	百合知母汤
	心肺阴虚胃中不和	心肺	虚实相兼	百合鸡子汤
	心肺阴虚	心肺	虚实相兼	百合地黄汤
	心肺阴虚胃阴不足	心肺	虚实相兼	百合洗方
	心肺阴虚里热外达	心肺	虚实相兼	百合滑石散
	心肺阴虚热盛津伤	心肺	虚实相兼	栝蒌牡蛎散
脾约证	脾阳不足胃肠燥热	肠	虚实相兼	麻子仁丸
消渴	肺胃热盛气津两伤	肺	虚实相兼	白虎加人参汤
虚劳失眠	阴血不足虚热内扰	肝	虚实相兼	酸枣仁汤

在上述 4 种疾病中，尤以对百合病的论治更为详尽，计有 5 个方证。百合病是由于热病之后，余热未尽，或由于情志不遂，郁而化火伤阴所致。病机为心肺阴虚内热，故当以养阴清热为治，基本治疗方剂为百合地黄汤。如若病久不愈，则阴液越伤，热邪越盛。口渴不解者，则宜在使用百合地黄汤的基础上，加用百合煎汤外洗；口渴仍然不愈者，更加栝蒌牡蛎散内服；若里热外达肌肤，出现明显的发热症状者，又宜加用百合滑石散滋阴清热。因百合病患者常常身感"如寒无寒，如热无热"样"外感"症状，或饮食失调见症，故张仲景又为误用汗法和吐法者拟制了救治方药。如医者误用汗法治其"寒热"，可选用百合知母汤养阴滋液；若误以为患者宿食内停而误用吐法者，则可选用百合鸡子汤养阴清热、除烦和胃。张仲景在对百合病的治疗中，既为百合病指出基本治方——百合地黄汤，又为该病的误治、失治提出了挽治和救治方剂，论理严谨，方治周详，堪称辨治杂病的典范。

证属虚火上逆的疾病计有肺痿、咳嗽上气、百合病 3 种疾病，麦门冬汤、滑石代赭汤 2 个方证。症状特点为咳嗽、喘促、呕吐等症。

虚火上逆证中以麦门冬汤证最具代表性。《金匮要略》原文说："大逆上气，咽喉不利，止逆下气者，麦门冬汤主之。"麦门冬汤证病属肺胃阴伤，虚火上炎，上迫于肺。症状表现为气喘，咳吐浊唾涎沫，咽喉不利，脉象微数。治宜清养肺胃，化痰降逆，方用麦门冬汤。方中以麦门冬为君，养阴清热；人参、甘草、粳米、大枣补土生金，益气养阴；半夏化痰降逆，本方为治疗虚火上逆之肺痿的主要方剂。又如百合病滑石代赭汤证，原文指出："百合病下之后者，滑石代赭汤主之。"本条原文意在论述百合病误下后的证治。百合病由于心肺阴虚内热，而致饮食行动失调，故有饮食"意欲食复不能食""或有不用闻食臭时"等症状，医者若误认为热结胃腑，或宿食停肠而误投苦寒攻下之剂，服后非但阴虚内热之证未减，反因胃中气阴亏损，虚火上逆而表现为呕吐、呃逆等症。治当养阴清热、降逆和胃，宜服滑石代赭汤。方中以百合清养肺胃之阴；滑石、泉水利尿泻热，滋养阴液；代赭石降逆和胃，使阴复热清，胃气和降，则诸症自瘳。

至于证属津伤邪侵者，系指素体津液不足，复为外邪所侵而致的一类病证。在《金匮要略》中，此类病证主要见于痉病，代表方证为栝蒌桂枝汤证、葛根汤证和大承气汤证。以上 3 证均为患者素体津亏，复感风寒，以致筋脉失养而引发痉病。如《金匮要略·痉湿暍病脉证》篇第 11 条所说："太阳病，其证备，身体强，几几然，脉反沉迟，此为痉，栝蒌桂枝汤主之。""太阳病，其证备"系指感受外邪，具备了太阳中风表虚证的症状。"身体强，几几然"，即项背强急，为痉病的主症，是由于内在津液不足，筋脉失于濡养所致。尤在泾称此为"风淫于外而津伤于内"之故，治宜滋养津液，解肌祛邪，舒缓筋脉，方用栝蒌桂枝汤。方中栝蒌根（天花粉）滋阴养液，佐用桂枝汤祛邪解肌，则外邪得散，津液恢复而痉病可止。

（6）辨证规律与特点

通过以上研讨可知，津液辨证在《金匮要略》中的运用较为广泛，涉及津液辨证的疾病计有 17 种疾病、61 个方证。张仲景在《金匮要略》中把津液代谢失调而致的疾病主要分为水液停聚和津液不足两大类型。在辨证论治时又把水液停聚进一步详分为水饮内停、水饮上逆、水湿在表和饮阻阳痹 4 种证型，津液不足分为阴虚内热、虚火上逆及津伤邪侵 3 种证型进行治疗，这是在中医领域内首次从理、法、方、药方面全方位展现了津液辨证在临床实践中的具体运用，并为后世对津液辨证方法的继承和发展奠定了坚实的基础。

在病因方面，水液停聚的主要原因是体内水液代谢失调而留滞为患，疾病性质以实证为主，可兼夹风、寒、热、湿等外邪为患，亦可兼有气虚、阳虚、气郁等内因致病。水液停聚证的病位主要在肺、脾胃和肾，约占所有水液停聚疾病的 72.9%。而津液不足的主要原因为阴津亏虚，所致疾病的病位则主要在肺，远多于其他脏腑。

（7）《金匮要略》气血津液辨证的意义

《金匮要略》首次揭示了气血津液辨证的辨治方法，开创了气血津液辨证方法治疗杂病的先河。众所周知，在《黄帝内经》中，只是对气、血、津、液的生理概念及其在病理状态下可能引起的部分疾病及症状做了一些论述，由于时代的局限，对许多由于气血津液失调引起的疾病并未论及，更未能论述这些疾病的辨证论治，而张仲景在《金匮要略》中弥补了这一不足。通过对《金匮要略》的研究发现，张仲景在《金匮要略》中运用气血津液辨证的方法对 38 种杂病进行了辨证论治，分别从理、法、方、药等方面深刻揭示了痰饮、水气、血证、奔豚气、梅核气、脏躁等诸多疾病的病因、病机、治法和方药。

《金匮要略》深刻揭示了气血津液辨证的具体内容和方法。从前文所述可知，本文将《金匮要略》中张仲景对"气病"的辨证分析归纳为气郁、气逆、气虚、气陷 4 种证型；将"血病"概括为血瘀、血热、血虚 3 种证型；而把"津液辨证"分为水液停聚及津液不足两大类型，7 个亚型（即水饮内停、水饮上逆、水湿在表、饮阻阳痹和阴虚内热、虚火上逆、津伤邪侵）。共对 99 个方证进行了规范、具体的论述和运用，使后世治疗气血津液辨证有据可循。

《金匮要略》中还提出了治疗气血津液疾病的有效治疗法则。张仲景在《金匮要略》中创立了多种治疗气血津液疾病的有效治疗方法，例如对"气病"常见的 4 种证型运用了行（气）、降（逆）、补（虚）、（固）涩等治法；治疗"血病"，则多采用温（里）、清（热）、补（血）、消（瘀）等方法，尤其是在津液疾病的治疗方面，更是提出了许多著名的论断和治法，如在治疗痰饮时提出了"病痰饮者，当以温药和之"的基本治则；而针对水气病则提出了"发汗""利尿""逐水"三大法则，使后世有"法"可依，从而为应对气血津液疾病奠定了治疗学基础。

（三）病因辨证在《金匮要略》中的应用

病因辨证是根据所患疾病的病因推求疾病的病理变化，进而进行辨证论治的方法。中医学认为，任何疾病都是在致病因素作用下，患者机体所产生的某种病态反应。而病因辨证就是通过分析患者的症状和体征，根据各种病因的致病特点，来推求患者病因之所在，从而为治疗提供依据。张仲景运用病因辨证治疗杂病十分广泛，故乔教授专门探讨了病因辨证在《金匮要略》中的具体应用及其辨治特点。

一般而言，病因系指引起人体发生疾病的原因，包括六淫、疫毒、七情、食积、劳伤、外伤以及痰饮、瘀血等。细考《金匮要略》一书，上述多数病因在该书中均有所体现，但考虑到病因中的七情、痰饮和瘀血在气血津液辨证部分已经进行了讨论，故在"病因辨证"部分不再重复论述。因此，本部分重点讨论外因致病、宿食致病、劳伤致病和外伤致病。

1. 初创了卫气营血辨证的雏形

中医文献早在《黄帝内经》中就有关于卫气营血的论述，但《黄帝内经》主要是从卫气营血的生理功能及其在人体中分布的浅深层次进行阐述的。迨至清代，方由以叶天士为代表的温病学家创立了卫气营血辨证论治方法。然细考《金匮要略》一书，不难发现张仲景对肺痈的辨治已经有了卫气营血辨证论治的轮廓。《金匮要略·肺痿肺痈咳嗽上气病脉证并治》篇第 2 条云："问曰：病咳逆，脉之，何以知此为肺痈？当有脓血，吐之则死，其脉何类？师曰：寸口脉微而数，微则为风，数则为热；微则汗出，数则恶寒。风中于卫，呼气不入；热过于营，吸而不出；风伤皮毛，热伤血脉；风舍于肺，其人则咳，口干喘满，咽燥不渴，多唾浊沫，时时振寒。热之所过，血为之凝滞，蓄结痈脓，吐如米粥。始萌可救，脓成则死。"从本条原文可以看出，张仲景从卫分、气分、营血分三个阶段，初步运用了卫气营血辨证对温热邪气导致的肺痈的病因病位、传变、辨治进行了较为详尽的论述。

（1）致病外邪

引起肺痈的致病外邪是什么？原文云："寸口脉微而数，微则为风，数则为热；微则汗出，数则恶寒。"原文中指出"微则为风，数则为热"，明确指出肺痈的致病邪气是风热邪气，同时在症状上又表现为发热、恶寒、汗出，再次证明肺痈的致病因素为风热病邪。从病因性质方面分析，由于风热俱为阳邪，其性开泄，故见汗出；风热犯肺，并伤营卫，使营郁卫阻，故其人可见肺痈初期发热、微恶风寒、汗出等风热在表的卫分症状。

（2）传变及证治

卫气营血辨证认为，温病的传变具有一定的规律性，即在一般情况下，人体感受温邪后邪气由卫分开始，渐次内传气分，然后入营、入血。而张仲景在《金匮要略》中关于肺痈病发病过程的论述，表明其传变路径同样为风热犯卫、邪热壅肺（气分）和热入营血三个阶段，与后世温病学派卫气营血辨证中的传变途径基本一致。

在治疗方面，提出了相应的治疗方法，较之后世温病学派所创立的卫气营血辨证虽然不够完善，但却基本具备了卫气营血辨证的构架。

第一阶段：即风热犯卫阶段。张仲景将其称为"风中于卫"阶段，后世将之称为"表证期"。《金匮要略》谓其："寸口脉微而数，微则为风，数则为热；微则汗出，数则恶寒，风中于卫，呼气不入。"在证候方面，多见恶寒发热，微恶风寒，微汗，咽喉干燥发痒，咳嗽，脉浮数等。其据症状分析，肺痈第一阶段的病机当为风热犯卫，由于时代的局限，张仲景在《金匮要略》中虽然未能提出治疗方剂，但不难看出本阶段肺痈的治法当为辛凉解表，疏散风热，当用银翘散、桑菊饮之辈为宜。

第二阶段：即邪热壅肺阶段。肺痈病在卫分之风热表邪若因失治、误治，未能及时疏解，邪气内传气分，即进入"风舍于肺"阶段，其病位较卫分阶段更加深入，后世将其称为"酿脓期"。正如《金匮要略》所说："风舍于肺，其人则咳，口干喘满，咽燥不渴，多唾浊沫。"肺痈在此阶段症状主要表现为身热汗出、咳嗽气喘，胸满胸痛，咽喉干燥，咳吐脓痰，脉象滑数等症，病机为邪热内壅，炼液为痰，瘀热成痈。对于本阶段的治疗，《金匮要略》原文云："肺痈，喘不得息，葶苈大枣泻肺汤主之。"又云："肺痈胸满胀，一身面目浮肿，鼻塞清涕出，不闻香臭酸辛，咳逆上气，喘鸣迫塞，葶苈大枣泻肺汤主之。"提出用葶苈大枣泻肺汤治疗，系因肺痈病至"风舍于肺"阶段，证属痰热壅肺，治应清泻肺气，逐痰平喘，而葶苈子味苦性寒，清热泻肺，逐痰平喘，配用大枣以缓和葶苈子峻猛之性，使之祛邪而不伤正，与叶天士"到气方可清气"的治疗思想不谋而合。

第三阶段：热入营血阶段　如若"气分邪热"不解，则会进一步内传入里而致热入营血，进入"热过于营"阶段，后世称为"溃脓期"，此即《金匮要略》原文所说："热之所过，血为之凝滞，蓄结痈脓，吐如米粥。"热入营血，则会导致热壅血瘀，血腐成脓，热壅肺溃，症状可见咳吐脓痰，腥臭异常，形如米粥等症状，治用桔梗汤或《千金》苇茎汤排脓解毒。

通过对《金匮要略》中肺痈病的辨证论治分析可知，张仲景对肺痈的治疗充分体现了其治疗温热类疾病的思路，即将病变过程分为卫、气、营血三个阶段进行治疗，首次将卫气营血辨治理论引入热病的辨证与治疗领域，首先是风热侵犯卫分的表证期；在卫不解，内舍于肺，即邪入气分的酿脓期；若历经数日未愈，病邪侵入营血分，即可发展为热伤血脉的溃脓期。

（3）《金匮要略》卫气营血辨证的意义

卫气营血理论在《黄帝内经》中已有原则性的论述，但只局限于卫气营血的部位和生理功能，而将卫气营血理论用以说明疾病的病理演变过程和疾病的辨证论治却始于《金匮要略》。张仲景在继承前人关于卫气营血理论论述的基础上，在肺痈的辨证中首次运用卫气营血辨证方法进行辨证治疗，虽然张仲景在对肺痈的辨治中所论述的卫气营血辨证方法还不够完善，也略显稚嫩，但确是首次揭示了卫气营血辨证的雏形，对于卫气营血辨证体系的形成做出了重要贡献，为后世进一步创建和完善卫气营血辨证体系奠定了基础。

2. 宿食辨证

宿食即伤食，亦称食积。本病是因饮食不节，食物经宿不消，脾胃运化失常，停积于胃肠所致的疾病。在《金匮要略》一书中，由于宿食所致的疾病主要为宿食和下利。条文集中于第 10 篇和第 17 篇，共计 11 条，虽然关于宿食辨证的条文不是很多，但是张仲景在论述该病的病机病位及治法方面却颇具特色。

（1）病机病位

综合《金匮要略》中对宿食的论述，宿食是因饮食不节而致，症状表现为脘腹胀满、嗳腐吞酸、呕恶下利等症。张仲景对于宿食的辨证独具匠心，他将宿食依据病位和病机分为食停于胃和食积于肠两类进行辨证。其属食停于胃者，症状可见胸脘痞闷，温温欲吐，嗳腐吞酸等症；其属食积于肠者，症状则以大腹胀满，腹痛拒按，大便燥结或不爽，泻利臭秽为主。张仲景的这种辨证方法，使病势急骤、见症纷繁、病位广泛的宿食辨证化繁为简，易于掌握。

（2）治法特点

张仲景在宿食病的治法方面，颇有新意，创立了吐、下两法。对于食停于胃者，正如《金匮要略·腹满寒疝宿食病脉证治》篇第 24 条所述："宿食在上脘，当吐之，宜瓜蒂散。"在本段原文中，明确提出了食停于胃的治法——吐法。文中所说"宿食在上脘"，亦即食停于胃，其临床特点为胸脘满闷、漾漾欲吐，由于其证病位偏上，病势上逆，属正气抗邪上出之征，因此在治疗时应遵《黄帝内经》所说"其高者，因而越之"的原则，因势利导，采用吐法治之，故选用瓜蒂散涌吐宿食，迅速排除食积。

对于食积于肠者，张仲景则多采用下法泻下积滞。如其在《金匮要略》第 10 篇和第 17 篇治疗单纯的食积于肠及宿食下利时均采用大、小承气汤进行治疗。如《金匮要略·腹满寒疝宿食病脉证治》篇第 22 条所说："脉数而滑者，实也，此为宿食，下之愈，宜大承气汤。"又如《金匮要略·呕吐哕下利病脉证治》篇第 39 条所说："下利脉反滑者，当有所去，下乃愈，宜大承气汤。"以上 2 条原文所述，均为食积于肠所致，由于病位在肠偏下，或兼下利之症，病势向下，根据《黄帝内经》所说"其下者，引而竭之"的治疗原则，取通因通用之意采用下法泻下积滞，方用大承气汤治疗。

3. 劳伤辨证

劳伤是指由于劳累过度、思虑太过、房事不节、饥饱失常等因素伤及机体而致的病变，劳伤主要包括劳力过度、劳神过度和房劳过度，临床表现为困乏懒言、动则气喘、烦热自汗、心悸不安等症状。在《金匮要略》一书中，由劳伤所致的疾病主要见于虚劳病，涉及条文约有 16 条，方证 7 个（表 4-17）。

表 4-17 劳伤所致病证统计

方证	病机	病位
小建中汤证	中阳不足，阳损及阴，阴阳两虚	脾
黄芪建中汤证	中阳不足，阳损及阴，阴阳两虚，气虚偏甚	脾
薯蓣丸证	气血不足兼挟风邪	脾
桂枝加龙骨牡蛎汤证	肾阴不足，阴损及阳，阴阳两虚	肾
肾气丸证	肾阳不足	肾
大黄䗪虫丸证	脾肾两虚兼挟瘀血	肾
酸枣仁汤证	肝阴不足，虚火扰心	肝

下面，根据《金匮要略》有关条文和方证从致病机理、证候特点、治疗特点三方面对劳伤辨证进行探讨。

（1）致病机理

张仲景在《金匮要略·脏腑经络先后病脉证》篇提出"五劳、七伤、六极"是导致劳伤发生的主要原因。诚如吴谦所说："成劳者，谓虚损日久，流连不愈，而成五劳、七伤、六极也。"在《金匮要略·血痹虚劳病脉证并治》篇中张仲景再次指出"五劳虚极羸瘦，腹满不能饮食，食伤，忧伤，饮伤，房室伤，饥伤，劳伤，经络营卫气伤"，是导致劳伤的主要原因。《金匮要略译释》在解释本段原文时说，虚劳病"原因是由于过饱（食伤），忧郁（忧伤），暴饮（饮伤），房室过度（房室伤），或者过饥（饥伤）以及疲劳过度（劳伤）所形成"，进一步强调了五劳、七伤等致病因素，均可导致正气内伤，阴阳气血亏损，从而出现虚劳证候。

（2）证候特点

虚劳是由于过度劳伤导致五脏气血阴阳虚损而形成的慢性衰弱性疾患。就《金匮要略》所论虚劳病原文观之，虚劳证候大致可以分为气虚、血虚、气血两虚、阴虚、阳虚、阴阳两虚等证候类型。但在上述诸多证型中，又以阴虚型和阳虚型作为论述虚劳病的总纲。《金匮要略·血痹虚劳病脉证并治》篇第 3 条在论述虚劳病的脉象时指出："夫男子平人，脉大为劳，极虚亦为劳"。此处脉大，是指脉象浮大无力，为有余于外，不足于内的脉象，由真阴不足，虚阳外浮所致，涵盖了虚劳病中所论及的浮、浮大或芤等阴虚型虚劳脉象；而极虚脉，是指轻按则软，重按无力的脉象，为阳气内损的表现，涵盖了虚劳病中所论及的虚弱、沉弦或微、紧等阳虚型虚劳脉象。由此可见，张仲景之所以把本条作为虚劳病的脉象总纲，实际上是把阴虚和阳虚两种证型作为论治虚劳病的主要证型，但是由于在疾病的发展过程中，往往可能出现"阴损及阳"或"阳损及阴"的病理变化，因此在证型方面常常衍化出阴阳两虚证型，且在《金匮要略》虚劳病中尤以阴阳两虚证最为多见，如篇中桂枝加龙骨牡蛎汤证、小建中汤证、黄芪建中汤证均属于阴阳两虚证，约占虚劳方证总数的 43%。

由此可见，《金匮要略》中虚劳证候的分类十分全面，对气虚、血虚、阴虚、阳虚等证型分别进行了论述，但在对以上证型的分类时是以阴、阳作为总纲进行分类的，尤其侧重对阴阳两虚型虚劳的论述，充分体现了张仲景论治虚劳病的证候特点。

（3）治疗特点

顾名思义，虚劳就其疾病性质而言属于虚证。"虚则补之"，因而治疗虚劳病当用补法。因此在《金匮要略》中，使用了以肾气丸为代表的温阳补肾法，以酸枣仁汤为代表的养血补阴法，以薯蓣丸为代表的补气益血法，而张仲景尤其注重的是调补阴阳法，如桂枝加龙骨牡蛎汤、小建中汤、黄芪建中汤均是以甘温扶阳的方法治疗阴阳两虚证。

其次，就病位而言，张仲景在论述虚劳病时虽涉及肝、心、脾、肺、肾等多个脏腑，但其病位却明显侧重于脾、肾两脏。在论治虚劳病的 7 个方证中，小建中汤证、黄芪建中汤证、薯蓣丸证 3 个方证病位偏重于脾，而肾气丸证、桂枝加龙骨牡蛎汤证、大黄䗪虫丸证 3 个方证病位则偏重于肾。可见张仲景在治疗虚劳病时侧重从脾、肾两脏进行论治，反映了张仲景论疗治虚劳病的又一特点。

4. 外伤辨证

张仲景论述外伤辨证较为简略，但却具有代表性。论述外伤辨证的原文仅有 2 条，即《金匮要略·疮痈肠痈浸淫疮病脉证并治》篇第 5、6 条，原文云："问曰：寸口脉浮微而涩，法当亡血，若汗出。设不汗者云何？答曰：若身有疮，被刀斧所伤，亡血故也"；"病金疮，王不留行散主之。"主要论述了金疮致病，即由于金属器械、金刃损伤肢体所致创伤的治疗。方用王不留行散祛瘀活血，止血逐痛。

张仲景对外伤辨证的论述虽然简略，但却与《金匮要略·脏腑经络先后病脉证》篇中关于病因学说的著名论断"千般疢难，不越三条"相互印证，从临床治疗的角度重申了外伤是导致疾病的重要原因之一，并对该病提出了相应治疗方药，这也是本文讨论外伤辨证的意义之所在。

通过以上对病因辨证在《金匮要略》中的应用研究可以看出，在《金匮要略》一书中确实存在着六经辨证、卫气营血辨证、气血津液辨证和病因辨证等多种辨证论治方法，且运用这些辨证方法辨治的疾病达 40 余种，涉及方证 90 余个。以上研究表明：①在中国医学史上是张仲景第一次把气血津液辨证和病因辨证运用于杂病的治疗，并创制了诸多理、法、方、药俱全的方剂；②张仲景在《金匮要略》中的有关论述已经显示出卫气营血辨证的雏形，虽然所论卫气营血辨证的层次及方药还不够尽善尽美，但已为明、清以叶天士、吴鞠通为代表的温病学家最终创立卫气营血辨证打下了良好的基础；③张仲景把六经辨证也运用于杂病的辨证论治，突破了历来认为六经辨证只能用治伤寒类疾病的窠臼，使六经辨证的运用范围得到了拓展。以上辨证方法的运用，既弥补了作为《金匮要略》主要辨证方法的脏腑经络辨证方法在诊治杂病方面的不足，又极大地拓展了《金匮要略》辨证论治方法的内涵，且这些辨证方法又与脏腑经络辨证相互羽翼，相辅相成，使张仲景对杂病的辨证方法更趋完善，更具多样性，为张仲景学说思想的研究提供新内容和新思路。

六、从《金匮要略》药物统计分析角度探讨仲景论病特点

《金匮要略》一书历代医家均称之为"方书之祖"，因而全面深入研究张仲景论治杂病的学术思想，对于继承弘扬中医理论和指导临床治疗具有十分重要的现实意义。鉴于此，本部分拟从《金匮要略》药物统计分析入手，进一步探讨张仲景治疗杂病的用药规律、病因病机及治疗特点。

（一）《金匮要略》药物统计概况

乔教授以现行高等中医院校统编教材《金匮要略》为蓝本，对《金匮要略》第 1～22 篇所使用的药物进行了统计。通过药物统计发现在《金匮》一书中共使用药物 145 味，695 药次（药物每出现一次为一药次）。若将所用药物进行分类，按照选用次数的多寡依次排列，结果为：补气药 177 药次，占全部药物的 25.5%；化痰蠲饮药 73 药次，占 10.5%；清热药 66 药次，占 9.5%；活血化瘀药 64 药次，占 9.2%；补阳药 61 药次，占 8.8%；渗湿利水药 59 药次，占 8.5%；补血药 52 药次，7.5%；解表药 28 药次，占 4%；泻下药 27 药次，占 3.9%；收涩药 25 药次，占 3.6%；止咳平喘药 23 药次，占 3.4%；补阴药 17 药次，占 2.4%；软坚散结药 7 药次，占 1%，杀虫解毒药 6 药次，占 0.9%；祛风除湿药、涌吐药、安神药各 3 药次，分别占 0.4%，消食药 1 药次，占 0.1%。据此，可对张仲景治疗杂病使用药物的规律有了一个基本了解。根据以上统计可知，张仲景在《金匮要略》中使用最多的前五类药物依次为补气药、化痰药、清热药、活血药和补阳药；全书共使用补虚药 307 药次，祛邪药 363 药次，体现了张仲景虚实分治、补泻兼施的治疗思想。

（二）实邪为害，首推痰饮

根据以上统计，《金匮要略》所用各类治疗实证的祛邪药物占全部祛邪药物的比例分别为：化痰利水药物 73 药次，约占 20.1%；清热药 66 药次，约占 18.2%；活血祛瘀药 64 药次，约占 17.6%；利水渗湿药 59 药次，约占 16.3%；解表药 28 药次，占 7.7%；泻下药 27 药次，占为 7.4%；止咳平喘药 23 药次，占 6.4%；软坚散结药 7 药次，占 1.9%；杀虫解毒药 6 药次，占 1.7%；祛风除湿药、涌吐药、安神药各 3 药次，各占 0.8%；消食药 1 药次，占 0.3%。由此可见，《金匮要略》中所论杂病，就其实邪而言，主要有痰湿水饮、火热、瘀血、寒邪、虫毒、风湿、食积等，然就其所占比例而论，当首推痰饮水湿，占全部实邪总数的五分之一。从《金匮要略》全书观之，痰饮水湿所致疾病涉及书中 14 篇的疟疾、咳嗽上气、肺痿、奔豚气、胸痹、痰饮、小便不利、水气等 18 个病种，居于《金匮要略》致病实邪的首位。

（三）五脏亏损，独重脾虚

在《金匮要略》一书中，具有补益五脏作用的药物使用药次及所占补益药物的比例分别是：补脾药物为 207 药次，补益心肝药物为 57 药次，补肾药物为 37 药次，补肺药物为

11 药次，补脾药物使用的药次约为补益其余四脏药物的 2 倍。由此可见，张仲景在五脏虚损病变中，尤以重视脾虚病变。

《金匮要略》一书中所使用的补虚药物又可分为补气、助阳、养血、滋阴四类药物，其使用药次为：补气药物 177 药次，占补益药物的 57.7%；助阳药物 61 药次，占补益药物的 19.9%；养血药物 52 药次，占补益药物的 16.9%；滋阴药物 17 药次，占补益药物的 5.5%。据此可知，仲景使用补气药物的药次约为养血、滋阴、助阳药物总药次的 1.4 倍。可见，张仲景认为在虚证中当以气虚证最为多见。

又，细察《金匮要略》中补气药物炙甘草、大枣、白术、人参、黄芪等药的归经不难发现，这些药物基本归属脾经，因此可以进一步得出结论：张仲景在《金匮要略》中所论虚证的主要类型是脾气虚弱。

（四）自出机杼，创立杂病治法

《金匮要略》之前的中医名著《黄帝内经》虽然对中医治疗疾病的法则进行了阐述，但由于历史的局限，多数是从理论方面进行宏观概括，而缺乏具体的运用及论述，正如皇甫谧在《针灸甲乙经·序》中所说："其论遐远，然称述多，而切事少。"而张仲景在《金匮要略》一书中，既继承了《黄帝内经》有关理论，又能自出机杼，圆机活法，依法遣药，创立了众多颇切实用的治疗法则和方剂。细考张仲景在《金匮要略》中所用药物，大体上可以分为以下 20 种：补气药、化痰药、清热药、补阳药、利湿药、补血药、化瘀药、散寒药、理气药、解表药、泻下药、固涩药、止咳平喘药、滋阴药、软坚散结药、杀虫解毒药、祛风除湿药、涌吐药、安神药、消食药。历代医家大多认为：张仲景在治法的具体运用上，实际上已包含汗、吐、下、和、温、清、消、补等八法，实际上从上述用药分类统计可知，张仲景在治疗疾病时非但独创性地运用了以上八法，而且还创造性地发展了固涩法、杀虫法、安神法、理气法、止咳平喘法等具体治法，诚可谓发前人之未发，补昔贤之未备，发展和奠定了中医治法的基础。

通过以上从多种角度对《金匮要略》中应用 145 味药物、788 药次的统计分析，说明《金匮要略》中所使用的药物共计 18 类，其中使用最多的前 5 类药物依次为补气药、化痰药、清热药、活血药和补阳药；全书共使用补虚药 307 药次，祛邪药 430 药次，体现了张仲景虚实分治、补泻兼施的治疗思想。在《金匮要略》全书所载 40 余种疾病中，形成实证的病邪主要是痰湿水饮，而引起虚证的病因又当首推脾虚气弱。在杂病的治疗方面张仲景除创造性地运用了汗、吐、下、和、温、清、补、消八法之外，还创立了固涩、杀虫、安神、理气、止咳平喘等治疗法则。有鉴于此，我们在对仲景学说进行理论研究和临床运用时，应该充分重视本书所提出的上述病因、病机和治法特点，并希冀能对今后继承和弘扬仲景学说有所裨益。

七、探讨《金匮要略》体质学说对疾病的影响

体质是指在人体生命过程中，在先天禀赋和后天获得的基础上所形成的形态结构、生

理功能和心理状态方面综合的、相对稳定的固有特质，是人类在生长、发育过程中所形成的与自然、社会环境相适应的人体个性特征。祖国医学文献中，"体质"一词虽然在《灵枢·寿夭刚柔》中已有提及，但记述简单，难符实用。由于体质学说对于推原病理、病情和判断病势有着重要的指导意义，因此 20 世纪 80 年代初中医界发掘、研究体质之风渐起。然对仲景体质学说的研究鲜有报道。为此，乔教授于 20 世纪 80 年代发表了《〈金匮〉体质学说对疾病的影响》一文，对张仲景体质学说在诊治杂病中的运用进行了研究、探讨，发掘并提出了在《金匮要略》一书中，仲景体质学说对杂病的发病、辨证、治疗等方面均创造性地发展了古代中医体质学术思想，不仅具有重要的理论价值，而且对诊治疾病具有重要的指导作用。

1. 体质与发病

乔教授指出，纵观《金匮要略》全文，在 40 多种疾病的论述中，蕴含着体质与发病的密切联系，这一思想主要表现在以下几方面。

（1）体质决定发病与否

张仲景认为，在邪气存在的前提下，体质的强弱、正气的盛衰决定着是否发病。他在《金匮要略·脏腑经络先后病脉证》篇中指出："若五脏元真通畅，人即安和""不遗形体有衰，病则无由入其腠理"。也就是说，若人体强盛，腠理固密，则能抗邪于外，保持人体健康。反之，体质虚弱，正不胜邪，则疾病极易发生。又如在论述血痹病时指出"夫尊荣人，骨弱肌肤盛，重因疲劳汗出，卧不时动摇，加被微风，遂得之"，明确揭示了产生血痹的先决条件是体质虚弱，抗邪乏力。

（2）体质决定发病迟速

体质强弱决定感邪后发病的迟速，这是张仲景体质学说又一重要内容。前述血痹病的产生是因虚人感邪，邪盛正虚，故能旋即发病，然亦有病邪潜伏，过期而发者，如《金匮要略·水气病脉证并治》云："年盛不觉，阳衰之后，营卫相干，阳损阴盛，结寒微动，肾气上冲，喉咽塞噎，胁下急痛。"即明确阐述了体质的"盛"与"衰"对伏邪发病的直接影响。

（3）体质与发病类型

就病因而论，虽然外淫不过六种，内伤仅有七情，然却致证多端者，即与体质因素密切相关。以"风"邪致病为例，同感风邪之人，由于体质不同致病亦异。若津液素亏之体，骤感风邪，化热伤津，筋脉失养则可发为痉病；若营卫不足，络脉空虚，风邪入中，阻滞筋脉，则可导致中风，而产后受风则又有虚实之异；其体实强健者，可见"产后风续续数十日不解，头微痛，恶寒、时时发热，心下闷，干呕，汗出"的阳旦汤证；若阳衰体弱者则见"发热，面正赤，喘而头痛"的竹叶汤证。正如《灵枢·五变》所说："一时遇风，同时得病，其病各异。"尚有一些疾病，感邪虽同，但由于体质不同，则会出现寒热属性完全相反的病证。如疟病，患者素体阳盛，加感疟邪，则邪从热化，形成但热不寒的"瘅疟"；若素体阳虚，感受疟邪，则可导致寒多热少的"牝疟"。

（4）体质与病位

至虚之地便是容邪之所，发病部位往往与体质虚衰程度有关。体虚较甚者抗邪力弱，外邪多直中于里；体虚较轻者抗邪力强，病邪常停留于表。《金匮要略》中"一者经络受邪入脏腑，为内所因也，二者四肢九窍血脉相传，为外皮肤所中"的论述便是仲景这一思想的具体体现。《金匮要略·腹满寒疝宿食病脉证治》云："大中寒家，喜欠，其人清涕出，发热色和者，善嚏。中寒，其人下利，以里虚也，欲嚏不能，此人肚中寒。"本条原文明确指出素体表虚者，寒多袭表，形成太阳表证；里阳素虚者，寒邪入里，则成里虚寒证。可见，虽然均为寒邪致病，但因体质不同病位亦各有异。由此可见，就发病过程而言，体质不仅决定了机体对某种外邪的易感性，同时也导致了某些疾病发展的多变性，从而形成不同类型、不同性质的多种疾病。

2. 体质与脉症

由于人体有寒、热、虚、实之异，而各种临床脉症又是外邪作用于体质的产物，因此因于体质不同，必然会出现诸多因同症异的病证。临证之际必须根据患者体质状况方能明辨细晰。如痉病、中风、风水三证均为感受风邪致病，但由于患者体质不同，或因素体津液亏乏，或因经络空虚，或因素兼水气而见症各有不同。体质的强弱亦往往能决定症状的显晦。在多数情况下素体强壮之患者，由于正气强盛，邪正抗争较剧，临床症状亦较明显，而体质虚弱之患者，因正气虚弱，抗邪乏力，临床表现也较隐晦。譬如痰饮病苓桂术甘汤证与小半夏加茯苓汤证。苓桂术甘汤证病属脾阳虚弱，水饮停留，由于正气内虚，抗邪无力，故临证仅见短气、小便不利、心下痞满等症，症状较为缓和；而小半夏汤证病属水饮停胃，由于中阳不虚，正气抗邪有力，故此出现"卒呕吐，心下痞……眩悸"停水上逆等十分明显的临床症状。

仲景认为脉象的形成与脏腑气血状况密切相关。因此，由于体质不同则会出现同脉异病或异脉同病的现象。同病异脉者如虚劳病。《金匮要略》云："夫男子平人，脉大为劳，极虚亦为劳。"同为虚劳患者，若素体阴亏，复因劳伤过度，以致阴虚阳浮，则见浮大无力之脉；素体阳虚，加患虚劳，阳气虚馁，鼓动无力，又可见脉虚软乏力之象。异病同脉者在《金匮要略》原文中不胜枚举，究其原因则亦与体质因素有关。仍以大脉为例，《金匮要略·脏腑经络先后病脉证》篇云："寸口脉沉大而滑，沉则为实，滑则为气，实气相搏，血气入脏即死，入腑即愈，此为卒厥。"文中之"大脉"病属气血壅实，而虚劳病"人年五六十，其病脉大者，痹侠背行，若肠鸣，马刀侠瘿者，皆为劳得之"一段原文中之"大脉"则为阳虚外张，或阴虚阳浮。以上二者即属同脉异病。又如"浮脉"，在防己黄芪汤证中"浮"脉提示风湿表虚。而阴虚血亏的虚劳病亦可见到浮脉，如原文"男子面色薄者……卒喘悸，脉浮者，里虚也"。由此看来，症状与脉象是病邪作用于特定体质的产物，通过体质发生作用。因此在诊治疾病时，必须对体质因素的影响予以充分重视才能使辨证无误，效如桴鼓。

3. 体质与治则

治则的确立既要考虑邪气的性质及强弱，更应顾及体质的偏颇。这一体质因素同样也反映在《金匮要略》异病同治及同病异治的法则运用中。同病异治者如原文："胸痹心中痞气，气结在胸，胸满，胁下逆抢心，枳实薤白桂枝汤主之，人参汤亦主之。"张仲景治疗中气素虚，大气不运之胸痹选用人参汤温补中阳，而对素体强健、痰壅气逆者则以枳实薤白桂枝汤泄满降逆、通阳散结。本条症同而治异，原因何在？究其根由即是仲景根据患者体质虚实差异而采用了治法迥异的两种治法，明确揭示了仲景依据体质辨治疾病法则的原则。另外，从体质学说角度来看，异病同治会表现为某些不同的疾病虽在病因、主症方面各异，但由于体质相同，因而形成了相同性质的证候，故在治疗时则应采取相同的治法。譬如张仲景治疗"腰痛，少腹拘急，小便不利"之虚劳病、"短气有微饮"之痰饮病、"以饮一斗，小便一斗"之消渴病，以及"烦热不得卧，而反倚息……不得溺"之妇人转胞病，均选用了肾气丸进行治疗。四者虽然病名、主症各不相同，但均由肾阳虚弱致病，故在治疗时应针对共同的体质状况，使用肾气丸温阳补肾而收效。又如当归生姜羊肉汤既可用治"产后腹中疗痛"，又可用治"寒病腹中痛"，由于二者均因血虚内寒发病，故可异病同治。由此可见，张仲景之所以使用 205 首方剂便治疗纷繁万状的内伤杂证，与其重视体质因素对疾病性质的影响密不可分。

根据体质差异，张仲景对戕伤正气的各种治法亦提出了严格的治疗禁忌。如原文"衄家不可发汗""亡血家不可发其表"，即提出对血虚体质患者禁用辛温峻汗。同样，"淋家不可发汗"及"疮家虽身疼痛，不可发汗"等条文则指出在治疗津血不足的患者时，亦应照顾其体质特点以免误汗过汗，伤津耗气，损阴伤阳，变生它证。

4. 体质与方药

仲景在组方遣药时，悉以体质为依据，精心选药择量，无一味游移假借。如在治疗肾阳虚衰之浮肿患者时以杏仁易麻黄，是因"其人应纳麻黄，以其人遂痹，故不纳之。若逆而内之者，必厥，所以然者，以其人血虚，麻黄发其阳故也"，说明此证本应以麻黄发汗散水，但其人素体阳虚，若以麻黄峻发其汗则阳随汗脱，必有厥逆之变，故以杏仁代替麻黄宣肺利水。在药量方面，仲景往往依据患者体质强弱、年龄长幼决定药量。如在四逆汤方后注中云"强人可大附子一枚，干姜三两"，足见仲景恐常人难耐辛热重剂，故只宜适量稳投，唯体质强壮者方可大剂猛进，冀收捷效。又如在小青龙加石膏汤方后注中云"强人服一升，羸者减之，日三服，小儿服四合"，仲景唯恐该方药力峻猛，戕伐无辜，耗损正气，明确提出强者多服，弱者少饮的服药方法。由于体质强弱不同，患者对有毒及峻猛药物的承受能力各异，所以仲景在使用此类方药时，对剂量审度极为严格。如大乌头煎方后注云："强人服七合，弱人服五合"；大黄附子汤方后注亦云"煮取二升，分温三服，强人煮取二升半，分温三服"，其意均在于此。

5. 体质与预后

张仲景认为体质强弱，正气盛衰是判定疾病预后吉凶的关键。譬如在判断"下利"病预后时即有"下利脉数，有微热汗出，令自愈""下利脉反弦，发热身汗出者，自愈"等论述，即是认为体质较强，阳气渐复，正盛邪怯，则疾病向愈；反之，体质虚弱，阳气不复，邪盛正衰，则病深不解。它如"黄疸之病，当以十八日为期，治之十日以上瘥，反剧为难治"的论述，亦以体质学说为依据，既强调了早期治疗的原则，又揭示了疾病的预后。

总之，乔教授深入探讨了仲景关于体质学说方面的论述，其在发病方面决定了发病与否和发病的迟速；并与发病类型、病位密切相关；在脉症方面，由于体质不同，必然会出现诸多因同症异的病证或出现同脉异病抑或异脉同病的现象。故此，在治疗时不同体质也决定了治法与用药的不同。乔教授认为仲景《金匮要略》一书中既能遥承《黄帝内经》幽旨，又能发皇古义，融会新知，在发病、辨证、治疗等方面创造性地发展了古代中医体质学术内容。乔教授还特别强调：现代临床若能注重从中医体质学角度研究杂病的发病和发展规律，不仅有助于进一步深刻认识杂病的发病原因和本质，而且也有助于指导治疗用药，因此关于仲景体质学说的探讨，具有十分重要的理论价值，对诊治疾病具有极其重要的指导作用，应当予以足够的重视。

第五章 桃李争辉

乔教授于 1970 年北京中医药大学（原北京中医学院）中医系毕业之后，从事中医临床诊疗工作已 53 年。在此期间，于 1979 年考取全国人大常委会委员、北京中医药大学终身教授刘渡舟先生的研究生，硕士毕业后历任山西中医学院筹备处党委委员、筹备处副主任、教务处处长、院长助理、基础学院院长等职，兼任《金匮》教研室主任。但乔教授始终认为自己作为一名中医，不论担任任何行政管理工作，始终应坚持临床诊疗和中医教学工作。由于工作成绩突出，医疗效果显著，于 1996 年被聘为主任医师，教授，硕士生导师，兼任中华中医药学会仲景学说分会常务委员，山西省中医学会理事，被评为山西省名中医、山西省百名教学名师。多年来，经乔教授亲自授课和培养的学生有 20 余届，达 3 万余名，硕士研究生 5 名，中医本科三年制徒弟 15 名。如今许多毕业生已经遍布北京、上海、天津、广州、浙江、四川、云南、贵州、黑龙江、辽宁、吉林等省市以及加拿大、美国等地工作，有的毕业生已经走上了各级领导岗位，其中担任司局级和高校领导者约有 8 位，被评为国家名中医者 3 位，省市级名中医 10 余位，许多人已成为各级医院的业务骨干，例如中国中医科学院望京医院、广安门医院，301 医院，中国医学科学院阜外医院以及成都中医药大学附属医院等三甲医院的多名科主任均为乔教授亲自授课、带教和培养的学生，诚为桃李天下。

乔教授在 1998～2004 年担任山西省卫生系列高级职称评审委员会中医组主任委员的 6 年中，发现在每年 200 余名参加晋升高级职称考核的人员中，绝大多数都是自己的学生，而且在山西 108 个县级中医院的正、副院长中有许多都是乔教授当年亲自教授过的学生。

一位乔教授的研究生毕业后留在附属医院工作，由于具有扎实的理论基础，又继承与发扬了乔教授治疗消化系统疾病的经验，因而能够很快掌握诊治消化道疾病的技能，熟练掌握反流性食管炎、急慢性胃炎、消化性溃疡、胰腺炎、炎症性肠病、功能性消化不良、肠易激综合征等消化道疾病的治疗，并能熟练操作胃镜、肠镜等检查，因而很快便被评为副主任医师和硕士研究生导师，成为山西省第三批中医优秀人才、山西卫生健康领域"三晋英才"。并主持了省级和校级科研课题 3 项，发表学术论文近 10 篇，参加编写《消化内科诊疗技术及临床实践》一书，并担任副主编。

乔教授另一位"本科徒弟"在从"导师制本科班"毕业后随即考取中国人民解放军海军军医大学（第二军医大学）研究生继续学习消化专业，毕业后投笔从戎被分配到解放军火箭军某部医院工作，由于在本科阶段就跟随乔教授学习了 3 年消化道疾病的治疗，加之研究生阶段又得到导师的指导，来到部队医院不久便由于疗效突出，患者暴增，被患者称为"小神医",医院也专门为他成立了中医科,为军、地患者服务,每天门诊量均达到30～40位,深受当地患者的赞誉,很快便在部队立功、受奖。

乔教授另一位研究生毕业后去到加拿大从事中医、针灸工作。她在来信中说:"乔教授对待学生们,总是谆谆教导,不厌其烦。比如经典著作,不仅逐字逐句地进行讲解,而且引申到临床的应用。让我们把死的知识活学活用,很快地提高了我们的临床技能。经过老师三年严厉的言传身教,我终于在2009年顺利学成毕业,来到加拿大走上自己的行医之路。加拿大是个多元化的移民国家,也是个全民医疗免费的国家。但是因为中医归类于自然医学,不能免费医疗。所以来找中医就诊,都需要自费看病,患者多数已是疑难杂症,很多都是西医已经束手无策的病例,我通过灵活运用乔教授传授的辨证论治的经验,对患者进行仔细的望、闻、问、切,经过抽丝剥茧的分析,找到患者的根本病因,能够有效地解除患者的多种病痛。其中有多年不孕不育者,有尿频至无法出门严重影响工作生活者,有常年腹泻、常年头痛、严重抑郁者等,不胜枚举。不管什么疾病,只要我能帮到病人,便不遗余力,让病人痛苦而来,满意而归。所以经过十余年的积累,使病人逐渐认识到中医的可靠疗效,患者也越来越多。我的患者中有加拿大人、美国人、越南人、意大利人、摩洛哥人、沙特人、印度人、巴基斯坦人等。不管患者来自何方,不管患者贫富和肤色如何,我都会认真地为患者辨证治疗。通过长期医疗实践,也逐步打消了我之前的很多顾虑:人种不一样,怎么把脉,怎么看舌苔,诊断、用药和疗效是否能达到与华人一样的效果?通过医疗实践我认识到,只要像乔教授那样认认真真地辨证论治,不管是什么样的人种,中医的疗效都能达到立竿见影,药到病除的效果,祖国医学确实是全人类的文化瑰宝。2012年我所在的萨省成立了中医针灸协会。协会得到了加拿大多家大保险公司的承认和认可,协会会员的治疗票据也都能得到加拿大保险公司的认可和报销,极大地促进了病患对中医的认可度。经过协会成员的选举,我在萨省中医针灸协会担任了多年常委,主要致力于中医行医资格的认定、行医规范的制定,还有中医知识的培训与传播。协会在帮助当地中医师的知识提升和中医知识的推广普及方面都起到了积极的作用,为推广和传承伟大的祖国医学做出了一定的贡献。"

每每看到这些已经成材的"老"学生,乔教授心中倍感骄傲与欣慰,深深地为能够亲身参与中医学院的管理、教学和临床带教工作,为中医事业做出一份微薄的贡献而感到自豪。

附　　录

附录一　乔模教授治疗急难重症验案撷英

1. 中风案

王某，男，56 岁，山西省某国企干部。初起自觉手臂肌肉局部麻木，伴有不自觉跳动，本人未加注意，渐觉言语不利，伴有右下肢重滞，跛行，遂来就诊。因患者体质强壮，声高息粗，舌体歪斜，舌红苔黄，脉象实大而数。根据《金匮》理论诊断，认为该患者初起病在络脉，失治之后，邪入经脉，兼入于腑。依据《金匮》"表里同病，急者先治"的原则，遂以安宫牛黄丸清热化痰、清心开窍，先后服用该药 60 余粒，除下肢行走不便之外，余症悉瘥。后以黄芪桂枝五物汤加当归、乳香、没药、炮山甲补气益血、活血通络，经治 2 个月病复如常。此例病案充分体现了《金匮》脏腑经络学说对诊治杂病的指导意义和临床价值。（摘自《山西中医学院学报》，2005（3）：1-3）

2. 胃下垂案

2004 年 10 月，经治太原晋祠镇一位 50 余岁的妇女患者，其患胃脘痞满 10 余年，形销骨立，饮食日减，面色苍白，倦怠乏力，舌淡少苔，傍晚几乎不能进食，证属脾胃气虚，投香砂养胃汤不效，后经上消化道钡餐造影检查确诊为胃下垂，改用补中益气汤连服 30 余剂，痞满消失，饮食增加，症状明显好转。对于胃脘痞满属于胃下垂的患者，其证属脾气虚弱者，乔模教授习以香砂养胃丸为主方进行治疗，往往取效甚佳。但若属于胃下垂者，则屡治罔效，但若改用补中益气汤则取效甚捷。（摘自《山西中医学院学报》，2005（3）：1-3）

3. 小儿惊风案

李某某，男，2 岁，1988 年 5 月初诊。患儿 1 年来呈周期性发热，每隔半月左右即发病 1 次。始则发热、流涕、微咳，若治不及时，则于 2 小时之后即见壮热如燔、口噤不开、颈项强直、四肢抽搐等症。1 年来已发作 6 次之多，西医予以解热镇静药物对症治疗，则热退痉止，逐渐恢复，停药数日，遂又复作。

今晨患儿 6 时发热，继则于 8 时许出现抽搐，经服用小儿退热片及苯巴比妥后暂时缓解，即来就诊。现患儿身灼热无汗（体温 39℃）、面赤、呼吸气粗、微兼咳嗽、便闭 3 日、烦躁不安、小便短赤，舌红苔白、舌心微黄而厚，脉数有力，指纹紫红。中医辨证系小儿急惊风，证属外邪入里化热，与阳明积滞相合，里热壅闭，灼伤筋脉而成。治宜清热宣郁，攻下腑实。方用升降散加味：白僵蚕 10g，蝉蜕 8g，姜黄 6g，生大黄 8g（后下），栀子 8g，钩藤 10g，水煎服。

第 2 日复诊，其母代诉昨日药后大便 1 次，抽搐已止，体温下降。但仍发热（现体温 38℃）、咳嗽、舌红、苔白，其脉仍数。原方加贝母、杏仁、桑白皮各 6g，减大黄为 6g，与它药同煎，继进 2 剂。

隔日再诊，患儿身热已退，咳嗽已止。其母恳索防治之方，处以：白僵蚕 6g，蝉蜕 6g，大黄 5g，姜黄 4g，神曲、山楂、麦芽各 10g，嘱其每周服药 1 剂。1 年后追访，患儿周期性发热乃止，抽搐未发。

按语　小儿肌肤嫩弱，神气虚怯，每感外邪则迅速传变入里。而本案患儿即为初感外邪，旋即入里，又见便闭、舌红、苔白、舌心微黄而厚等症。显系素有里热积滞，故致内外合邪，里热壅闭，遂成惊风。治用升降散者，缘其方中白僵蚕、蝉蜕辛凉宣透，息风止痉；大黄苦寒直折，清热泻实；姜黄行气散郁；更加栀子清三焦邪热，钩藤助僵蚕息风止痉。6 药合方，升清降浊，宣郁降火，俾令浊阴下降，清阳上布，津液复充，筋脉自舒，抽搐乃止。小儿惊风是以神志昏迷、两目窜视、牙关紧闭、颈项强直、四肢抽搐为主要临床表现的急性病证，其证属里热壅闭者，《金匮要略》主张以下法治之，方用大承气汤急下存阴。笔者使用升降散加味，旨在合辛凉宣透与苦寒峻下二法收表里合治、内外分消之功，故取效甚捷。（摘自《中国医药学报》，1992（2）：42-44）

4. 昏迷案

邸某某，女，5 岁，1990 年 10 月 9 日初诊。患儿 1 周前随家人去公园玩耍，因感外邪，翌日即憎寒壮热、头痛身疼、身热如灼，遂往太原某医院急诊科就医。经查体温 40℃，即以"高热待查"入院治疗。经用多种解热镇痛剂、抗生素及液体疗法治疗仍热势起伏，朝轻暮重，晚间高热，时有昏迷、谵语、肢厥等症，家属要求加用中药治疗。

患儿现症身体灼热（体温 39.5℃），面红气粗、便秘尿赤、口干舌燥，舌红苔黄，脉沉伏有力。病属外邪入里，内陷阳明，里热闭郁，扰及心神，法当清热泻火，宣散郁热，治用升降散加味：蝉蜕 10g，白僵蚕 10g，生大黄 10g（后下），姜黄 5g，连翘 10g，1 剂。翌日其母代诉，药后大便已行，身热减（体温 38.5℃），昏谵已止。效不更方，仍以前方减大黄为 4g，继进 3 剂。后家长来告，患儿药后热退神宁，诸症已平。

按语　对于小儿外感病的特点，吴鞠通曾云："盖小儿肤薄神怯，经络脏腑嫩小……邪之来也，势如奔马；其传变也，急如掣电。"小儿一旦感邪，往往正不御邪，故而始病在表，旋即入里，里热郁闭，故有身体灼热、面赤气粗、便秘尿赤、舌红苔黄等症；若邪热扰心，又见昏迷、谵语。方用升降散加连翘以宣郁透邪，清热泻火，故服药后实热得泻，郁闭得开，昏谵即止。犹恐余焰未熄，死灰复燃，故在原方基础上，减大黄用量，变通腑泄热为清热透邪，继进数剂以清余邪，乃获全功。（摘自《中国医药学报》，1992（2）：42-44）

5. 痫证案

赵某某，男，12 岁，学生。1988 年 12 月 3 日初诊。该患儿因 2 年前上学贪玩被老师训斥，回家后又遭父亲打骂，大恸不止，夜晚突然昏不知人，口吐白沫，手足搐搦，口出怪声，良久自醒。此后，每隔 2～3 日发作 1 次。曾赴太原某医院做脑电图检查，可见典型痫样放电，确诊为"癫痫"。2 年来，曾口服苯巴比妥、苯妥英钠、扑米酮等治疗，疗效不显。亦曾远赴外地进行中药、针灸、埋线等治疗，亦无好转。

就诊时该患儿烦扰不宁、口干唇红，舌红、苔黄微腻，脉沉数有力。证属情志怫郁，化火生痰，蒙蔽心窍。治宜疏泄郁火，化痰息风，方用升降散加味：白僵蚕 15g，蝉蜕 10g，生大黄 8g，姜黄 6g，胆星 10g，全蝎 6g，龙胆草 3g，琥珀 4g（研末分冲）。水煎服，日 1 剂，连服半个月。

12 月 20 日复诊，自诉药后癫痫发作次数减少，半个月来仅有小发作 2 次，情绪已趋安宁，舌红、苔厚，脉转滑数。郁火已减而胃热未尽，仍以前方减大黄为 4g，与他药同煎，继服 1 个月。

1 月 25 日再诊，癫痫发作已止，然舌红、苔微腻，脉象仍数。此因病邪久羁，尚须调治，乃将原方改汤为丸，缓缓图治而愈。

按语　该患者初遭严师训斥，又被其父打骂，情志不遂，郁火内生，炼津为痰，痰蒙心窍，壅塞经络，痫证始生。治用升降散加味者，缘其方中僵蚕、蝉蜕、胆星、琥珀、全蝎透热镇惊，化痰息风；大黄伍龙胆草，泻实降火；姜黄疏泄郁热。诸药合用，共奏降火透热，化痰息风之功。初诊奏效后，因余热未清，又恐大黄量大，损伤胃气，故以原方减大黄至 4g，继进 1 个月。三诊时，虽癫痫已止，然痰热之证犹存，病有根蒂，非旦夕可图，乃改汤为丸。

升降散为治疗温邪内伏之主方，而具有升清降浊、宣郁泄火之效，方中僵蚕、蝉蜕又有化痰解痉之功。本例患者虽属内伤杂病，但证属郁火痰热，根据"有是证，用是方"的原则，用升降散加味治疗本证，药证相合，故有卓效。（摘自《中国医药学报》，1992（2）：42-44）

6. 系统性红斑狼疮案

田某某，女，35 岁。太原市住宅开发公司职工。1987 年 9 月 3 日初诊。患者 1 个月前外出参加集体劳动，经烈日暴晒，归来后突然高热，四肢关节疼痛，面部起红斑，疲倦乏力，不思饮食。经化验检查：血沉 50mm/h，谷丙转氨酶 150U/L，尿中可见蛋白、管型，血中红斑狼疮细胞阳性。诊断为"系统性红斑狼疮"。曾服用大量肾上腺皮质激素，症状无明显好转。就诊时患者身热未退（体温 38.5℃），两颊有蝶形红斑，四肢关节疼痛，口干欲饮，大便秘结，舌红苔黄。证属阳明郁热，内迫营血，治宜透热泻火，凉血止血。用升降散加味：白僵蚕 10g，蝉蜕 8g，银花 10g，薄荷 8g，姜黄 8g，生大黄 8g（后下），栀子 10g，赤芍 10g，生地炭 15g，白茅根 20g。3 剂，水煎服。

9 月 6 日复诊，身热渐降，大便已行，余症仍在，乃以前方减大黄为 5g，与它药同煎，继服 1 个月。

10 月 8 日三诊，体温已趋正常，舌红苔白，脉象细数。经化验检查，肝功能恢复正常，血沉 12mm/h，尿常规正常，泼尼松已减至每日 10mg，遂以前方去薄荷，加麦冬，配成丸药，连续服用。

2 年后恢复工作，病已痊愈。

按语　本例病由盛夏冒日劳作而起。夏日暴晒，毒热内侵，郁于阳明，则见身热便秘、口干欲饮、舌红苔黄；热毒壅滞，阻塞经络，又见四肢关节疼痛；阳明热盛，内迫营血，上溢于面，故而患者两颊面现红斑。正如陆九芝所云："斑为阳明热毒。"故治从阳明。方选升降散加味。方中僵蚕、蝉蜕、银花、薄荷清热宣透；大黄、栀子泻热降火，直折火势；更佐生地炭、白茅根、赤芍养阴凉血，散瘀止血；复配姜黄理气解郁，调畅气机。诸药合方，辛凉苦寒并用，宣透清泻兼施，故使疾病渐愈，病情平稳。然此病缠绵，难以速愈，故改服丸剂，久服数载，缓治其本，终获痊愈。（摘自《中国医药学报》，1992（2）：42-44）

7. 慢性萎缩性胃炎案

患者李某，男，46 岁，患慢性萎缩性胃炎（CAG）。病由 1998 年端午节食粽过多，脘腹痞满，经胃镜检查确诊为 CAG。刻诊：胃脘痞满，甚则夜不能寐，不思饮食，嗳腐吞酸，舌苔白厚，便下黏滞，日 2～3 次，身体消瘦。病属食滞下脘。根据《金匮要略》所云："下利不欲食者，有宿食也，宜大承气汤。"又云："腹满不减，减不足言，当须下之。"故法遵仲景之旨，治宜泻下积滞，方用大承气汤减芒硝合保和丸治疗。药后腹满大减，效不更方，药小其量，连服上方 30 余剂，诸症如失，遂告临床治愈。由此可知，张仲景所创立的脏腑辨证及辨病与辨证相结合的诊治原则，确为中医诊治疾病的典范。（摘自《山西中医》，2001（1）：47-49）

8. 慢性胃炎与消化性溃疡案

陶某，男，51 岁，农民，胃痛 10 余年。1975 年 10 月 21 日初诊。患者近日来胃痛加重，因进食生冷食物引发。患者多年来胃痛隐隐，多于进食生冷或胃部受冷加剧。喜温喜按，每于饥饿时发作，进食热饮或热饭之后缓解。近日来疼痛呈持续性，揉按或热熨亦不减轻，食后胃胀，夜间尤甚。身体消瘦，神疲乏力。现胃脘疼痛拒按，时呕清水，面色苍白，四肢发凉，舌淡边有齿痕，苔白厚而腻。钡餐检查显示：①十二指肠球部溃疡；②慢性胃炎；③重度胃下垂。

辨证：脾胃寒湿，胃气上逆。

治则：温中补脾，缓急止痛，化湿止呕。

方药：平胃散加减。

半夏 10g，茯苓 10g，陈皮 10g，白蔻 10g，川朴 8g，党参 10g，木香 10g，三七粉（分冲）4g，藿佩兰（各）10g，3 剂。

二诊：患者药后胃痛减轻，呕吐亦止，少进饮食，舌苔仍然白腻。遂于前方中减半夏为 8g，加草蔻 8g，元胡 10g；继进 6 剂。

三诊：患者胃痛已不明显，饮食略增，仍感胃部胀满，尤以食后及多食为甚。舌苔白腻依旧，此属脾胃虚寒，寒湿阻胃，即在前方中去白蔻之腻胃，加升麻、柴胡以效法补中益气之意，继进 10 剂。

四诊：胃痛已除，舌苔白腻较前好转，仍感胃部食后胀满，窃思此为中气下陷，脾失健运之故，难以短期取效，遂以三诊之方改党参为 30g，去三七，并改汤剂为丸剂，嘱服 3 个月，不可从事重体力劳动，后患者半年后来告，其人除按时服用所配丸剂之外，因急于治愈胃下垂，私自用红参 10g 泡酒内服，每日 2 小杯以助药力，现胃痛未发，食欲已增，舌上白苔已除，经钡餐检查示：十二指肠溃疡已经愈合，轻度胃下垂。已不影响日常劳作。（摘自《山西省优秀中医临床人才项目研修班培训讲义（二）》，山西省卫生厅中医管理局主办，2009 年 9 月）

9. 末梢神经炎案

徐某，女，28 岁，某农机厂工人，籍贯：浙江省杭州市。1975 年 5 月 3 日因双手麻木不仁就诊。症状：患者自产后不久，即用凉水洗衣、做饭，以及洗涮婴儿用品，逐渐感觉双手麻木不仁。用手掐及针刺亦不感觉疼痛。至今已有 6 月余。上班后由于双手麻木不能胜任精细工作。细询患者得知，因夫妻双方父母均不在身边，产后 1 个月即开始操持家务，频繁使用凉水，致使双手疼痛，渐至双手麻木不仁，呈手套状，局部有冷感，使用冷水后加重，局部温熨或揉按后有所减轻。面色苍白，形寒怕冷。

辨证：气血虚弱，寒湿外袭。

治则：益气养血，散寒除湿，通阳宣痹。

方药：黄芪桂枝五物汤加味。

处方：黄芪 45g，桂枝 10g，生姜 6g，炙甘草 6g，大枣 6 个，当归 30g，羌活 10g，防风 10g，桃仁 10g，炮山甲 8g，醋香附 20g。

15 剂，并嘱其用艾条自灸外关及八邪穴，每日早晚各 1 次，双手忌用冷水。

二诊：患者自诉药后双手冷感消失，麻木有所减轻，但不甚明显，身体已无冷感。乃以前方改黄芪为60g，桂枝为8g，加鸡血藤30g，继服30剂。

三诊：麻木症状明显减轻，双手已有痛感，药已起效，遂改前方为丸剂，丸重9g，每服2丸，每日口服2次，连用2个月，患者麻木症状逐渐消失，终至痊愈。（摘自《山西省优秀中医临床人才项目研修班培训讲义（二）》，山西省卫生厅中医管理局主办，2009年9月）

10. 自汗不止案

张某，女，35岁，太原市义井地区职工。2009年3月12日来山西中医学院附属医院初诊。患者2周前因患重感冒而见发热、恶寒、身体疼痛，先在当地某门诊部服用解热镇痛药物治疗无效，经人介绍又至某个体中医诊所就诊。据患者自述，接诊医师认为前医虽然用药正确，但感寒过重，药量不足，有"病重药轻"之嫌，应使用大剂发散风寒的药物解表散寒，岂知药仅服2剂，患者发热虽退，但周身大汗淋漓，不尽不止，动则出汗益甚，动则汗湿衣衫，常因多汗外出而反复感冒，虽经该医多方挽治，但仍然汗出不止，遂转来山西中医学院附属医院诊治。经查患者身体消瘦，气短乏力，从一楼步行至二楼诊室即已大汗出，连绵不绝，气喘不已。自诉经服前医发汗药物之后自汗绵绵，恶风不欲去衣，精神不振，乏力倦怠，形冷恶寒，而以背部两肩胛间恶寒最为明显，头目不清，鼻流清涕，时有喷嚏，面色不华，舌淡苔薄白。

辨证：表虚不固，外兼风邪。

治则：益气固表，兼散风邪。

方剂：桂枝汤加黄芪汤合玉屏风散加味。

处方：黄芪20g，白术10g，防风10g，荆芥9g，桂枝6g，白芍10g，生姜3片，大枣6个，甘草6g，3剂。

二诊：药后恶寒、汗出症状已减，喷嚏、流涕等症已止。仍感背部恶寒、身有微汗，乏力减轻，舌苔薄白。患者表邪已解，但表虚仍存，故仍应以固表益气为治，在前方基础上去荆芥、防风，改白术为20g，加煅龙牡（各）30g，浮小麦30g，继进6剂，自汗即止。嘱服成药玉屏风散以巩固疗效，遂告痊愈。（摘自《山西省优秀中医临床人才项目研修班培训讲义（二）》，山西省卫生厅中医管理局主办，2009年9月）

11. 急性传染性单核细胞增多症案

患者董某，男，某职工医院医师，因患"急性传染性单核细胞增多症"住省某医院4个月，曾予中西医多方治疗未效，至今高热（39.8℃）不退，体重由160斤减至70斤左右，神情萎顿，举步维艰。诊见患者面热如醉，脘痞腹胀，口干不渴，溺黄而少，舌红苔黄而腻，脉象濡数。此证属"湿温"，湿热交蒸，充斥气分所致，治宜清热透邪，解毒化湿，方选甘露消毒丹，4剂后身热已减至37.5℃，半个月后身热尽退，遂告治愈。

窃思此案历时4个月之久，亦曾以大剂清热之剂治疗而未获寸功者，盖此案病属湿热之邪弥漫三焦，应遵温病解毒化湿法治之，倘若外感、杂病不辨，伤寒、温病未明，则难以取效。因而启示我们在诊治疾病时首当细辨疾病类型，方可根据中医辨证论治体系运用相应的疗法进行治疗，才能获得满意效果。（摘自《山西中医学院学报》2001年第3期，"关于提高中医临床疗效的思考"——访乔模教授）

12. 久咳不止案

患者，女，40余岁，1998年3月来诊，其人咳嗽2月余，经用中西医多方治疗未效。主诉：咳嗽少痰，夜间尤甚，整夜咳呛不止，难以成寐，口干而咳，初诊因其咳嗽日久，因有"久病入脏"之虑，诊为"邪热壅肺"，治拟清热化痰、宣肺止咳，投以麻杏石甘汤化裁，药后患者反映咳嗽增重，昼夜不止，片刻难眠，余症如前，细诊其人舌边尖红，脉象浮数，其证虽罹病日久，然仍属"风热袭表"，其病在卫，遂投桑菊饮辛凉解表，宣肺止咳，患者3日后来告，药后再未咳嗽，竟获全功。（摘自《山西中医学院学报》2001年第3期，"关于提高中医临床疗效的思考"——访乔模教授）

13. 咳嗽发热案

患者，女，27岁，某单位医生，2001年8月来诊，该患者咳嗽1月余，初伴发热（38.5℃）恶寒，经用青霉素静滴，口服头孢羟氨苄颗粒等药物后发热已退，而咳嗽不止。刻诊：咳嗽少痰，舌质色红，口干溺赤，窃思其人表证已罢，邪已入肺，证属"邪热壅肺，余热未清"，以轻剂清金化痰汤3剂告愈。

从以上两例咳嗽患者的诊治可以看出只有详审疾病的病位，明辨疾病发展的层次，才能正确辨证，提高疗效。（摘自《山西中医学院学报》2001年第3期，"关于提高中医临床疗效的思考"——访乔模教授）

14. 癫痫案

案1

李某，男，9岁，学生，平素性格内向，少言寡语，因被家长怒责，至夜突发怪声，昏不知人，口吐白沫，手足抽动，良久方苏醒。此后每日发作2~3次，曾做脑电图检查，显示"痫样放电"，诊为"癫痫"。因病情日增，终至辍学。2年多来，曾赴省内多处医院，经口服中、西药物以及针灸等法治疗无效。

刻下患儿烦躁不宁，急躁多怒，大便秘结，口干舌红，苔黄而腻，脉弦有力，病属情志抑郁，化火生痰，蒙蔽清窍。法宜疏肝清热，涤痰息风，镇心安神。方以柴胡加龙骨牡蛎汤化裁。处方：柴胡10g，黄芩6g，清半夏10g，大黄6g，龙骨30g，牡蛎30g，胆星10g，天竺黄10g，全蝎6g，僵蚕10g，朱砂3g，醋香附20g。连服半个月。

药后来诊，癫痫发作次数减少，神情安静，观其舌红苔厚，脉乃弦数。其证郁火虽减而邪热未清，仍以前方去大黄继服半个月。

药尽复诊，癫痫发作已止，唯入睡后仍有口角抽动，遂改汤为丸，缓缓图治。服药2年后，脑电图已恢复正常，乃复学业，追访至今未发。

按语　关于痫证之论治，历代著述颇丰，撷其大要，从风、火、痰、瘀、郁、惊、虚七型立论者居多，查该患少语寡言，性格内向，又遭家长训斥，情志失遂，肝失条达，郁火内生，炼液为痰。干犯心窍，壅阻经络，痫证始生。方以柴胡加龙骨牡蛎汤化裁治之者，缘其方中柴胡、黄芩、大黄、香附疏肝清热，清半夏、胆星、天竺黄、全蝎、僵蚕涤痰息风，朱砂、龙骨、牡蛎镇心安神。诸药合用，共助清热疏肝，涤痰息风，镇心安神之功，故药后郁疏热清，痰蠲风息，病势日缓，一月乃至。虑其罹病两年，病有根蒂，非旦夕可图，故改汤为丸。缓治余邪，乃获全功。（摘自《当代名家论经方用经方》，中国中医药出版社，2012年1月第二版：365）

案2

吴某，女，7岁，自4岁起患痫证至今，每隔数日则痫证发作，两眼上翻，口吐痰沫，四肢惊挛，旋即自醒，经脑电图检查确诊为癫痫。

患儿恶心呕吐，不思饮食，口吐秽味，腹部胀满，大便秘结，小便色赤，常喜汗出。望诊可见舌红苔黄，脉数无力。证属阳明热实，化湿生痰，上蒙清窍，治当泻下祛痰息风。方宜大承气汤加味。处方：大黄 8g，芒硝（冲）4g，厚朴 8g，枳实 6g，僵蚕 10g，全蝎 6g，钩藤（后下）10g，胆星 8g，天竺黄 8g，贝母 8g，朱砂（冲）3g。

服药后大便每日两三行，臭秽，痫证未再发作。因该患儿舌红，苔仍黄厚，仍用前方去芒硝，减大黄为 5g，继服 1 周，痫证遂止，为防癫痫复作，乃嘱家长每周服前方 1 剂，其病乃愈。

按语　小儿禀稚阳之体，若饮食不节，过食肥甘，蕴滞肠胃，化火生痰，阳升风动，则发为痫证，故巢元方在《诸病源候论》中，将其称为"食痫"。本案患儿腹胀便秘，舌红苔厚，显系阳明实热所致。胃家火旺，灼伤筋脉，则四肢拘挛；肠胃积滞，化生痰湿，浊邪上干，蒙蔽清窍则突然昏仆，口吐涎沫。病在肠胃，证属热实，故以大承气汤泄热，复佐僵蚕、全蝎、钩藤、胆星、天竺黄、贝母，息风化痰，则实热得祛，风痰自除，痫证遂止。（摘自《当代名家论经方用经方》，中国中医药出版社，2012 年 1 月第二版：366）

案 3

白某，女，50 岁。丧夫后心中悲戚，复逢幼女患病，情志怫郁，化火生风，逆而上冲，上干清窍，使成痫证。发作前每觉胸胁憋闷，口苦咽干，有气自少腹上冲，即不知人。亲属代诉，发病时可见患者突然跌仆，口中吐涎，手足挛急，声如畜吼，情绪激动，言语急躁，舌红脉弦，证属郁火上冲，气机逆乱，心窍失聪。治宜疏肝清热，息风安神。方予奔豚汤加减。处方：李根白皮 30g，黄芩 10g，葛根 10g，清半夏 10g，生姜 6g，当归 10g，白芍 20g，制香附 30g，全蝎 8g，蜈蚣 3 条，僵蚕 15g，朱砂 3g，磁石 30g。连服半个月。

自述服药 1 周后，痫证停止发作，尽剂后唯余胸胁时满，情绪急躁，乃处丹栀逍遥散合香苏饮继服半个月。并嘱亲属多方劝慰，其病遂瘳。

按语　《医学准绳六要·癫痫总论》云：大抵癫痫之发，由肾中阴火上逆，而肝从之，故做抽搐，抽搐则偏身之脂液促迫，而气上逆，吐出于口也。患者年近五旬，阴血已亏，加之丧夫病女，肝失疏泄，郁火上逆，火升风动，癫痫乃成。病属阴虚肝旺，虚实相间，经云："高者抑之"，故以加味奔豚汤治之。以其方中李根白皮，味苦性寒，清肝降逆；黄芩、葛根清火平肝；芍药、当归、甘草养血柔肝；半夏、生姜降逆化痰；复佐用香附疏解肝郁；全蝎、僵蚕、蜈蚣、朱砂、磁石息风安神。诸药合方，共奏解郁柔肝，降逆化痰，息风安神之效。使郁者得疏，逆者得降，虚者自复，内风乃息。二诊缘其仍余胸胁胀满，情绪急躁等症，是属肝郁未釐，乃投丹栀逍遥散合香苏饮，调肝解郁，根治病源，病遂告愈。（摘自《当代名家论经方用经方》，中国中医药出版社，2012 年 1 月第二版：367）

案 4

李某，女，12 岁，出生时早产，体重 2.5kg，先天不足，自幼多病，从 4 岁起患癫痫，各处求治至今，经用中西药物治疗未效。近日经脑电图检查，顶颞中叶可见棘慢波，诊为"癫痫失神小发作"，转山西中医学院附属医院治疗。家长代诉：每日小发作 10 余次，劳累过度则发作益频，发作时动作突然停止，四肢强直，两目直视，数秒后自醒，宛如常人。形体消瘦，面色不华，舌瘦尖红，脉细无力，证属肾阴亏虚，心火亢盛，虚风内动，治当滋肾清心，息风开窍，方予黄连阿胶汤加开窍息风之品化裁。处方：黄连 5g，阿胶 10g，白芍 15g，生地 10g，菖蒲 20g，僵蚕 10g，全蝎 8g，地龙 10g，朱砂 4g，木瓜 10g，胆星 10g，竹沥 20ml（分兑）。

服药半个月后家长代诉痫证发作次数减少，每日 3～4 次，乃予前方继服 2 个月，未再复发。

按语　该患者临床所见以两目直视，四肢强直为主症，皆属肝风内动之证。又兼形体消瘦，舌瘦尖红，脉细无力，亦属水亏火旺之兆。早产，禀赋不足，阴虚火旺，虚风内动，故宜清心滋水，息风开窍。方用黄连阿胶汤加减者，因方中黄连、朱砂清心安神；白芍、生地、阿胶、僵蚕、全蝎、地龙养阴息风；佐用胆星、竹沥、菖蒲开窍涤痰，使令心火复降，肾水得滋，虚风自灭，而顽疾乃愈。（摘自《当代名家论经方用经方》，中国中医药出版社，2012年1月第二版：368）

案5

韩某，男，19岁，学生。2008年12月15日初诊。患者于2006年秋夜突发昏迷不醒、四肢抽搐等症，其后癫痫不断发作，曾在阳泉市某医院就诊，按癫痫治疗。因疗效不够理想，遂于2007年寒假赴北京解放军总医院（301医院）检查治疗，诊断为癫痫，按该院治疗方案返原籍继续治疗1年有余，虽然有一定效果，但每月仍然发作3～4次，发作时间多在夜晚熟睡时，但亦有时在上课时发作。遂经人介绍来山西中医学院附属医院就诊。现症：患者每月癫痫发作3～4次，白昼发作时小腹部跳动、疼痛，自觉有气上冲心胸，随即出现头昏，继则不省人事，家长发现该患者四肢抽搐、口角流涎，经用西药长期治疗虽然较前发作次数减少，但渐感记忆力减退，心情烦躁，食欲减退，时欲呕吐，腹部畏寒，时作腹泻，泻下清稀，首重如裹，面色不华，四肢不温，精神委顿，舌淡边有齿痕，苔白腻而厚。

辨证：脾胃虚寒，寒湿上冲（奔豚气）。

治则：温中益气，化湿降逆。

方药：桂枝加桂汤合藿佩二陈汤（自拟）加减。桂枝12g，炒白芍10g，甘草6g，肉桂10g，生姜10g，黄芪10g，党参10g，藿佩兰（各）10g，炒苍白术（各）10g，苏梗10g，制半夏10g，茯苓10g，陈皮10g，川朴9g，砂仁（打）10g，元胡10g，焦三仙（各）10g。15剂。

二诊：患者药后自觉腹痛减轻，腹中逆气上冲亦有所减轻，食欲增加，呕吐、腹泻已止。2周来夜间癫痫发作1次。效不更方，前方中更加石菖蒲、远志、郁金各10g以化湿开窍，继服30剂。

三诊：前方服完后，患者及其母来告，癫痫发作1次，余症均愈，已无逆气上冲感觉，记忆力自觉好转，头目清晰，但舌苔微腻，舌红，其间感冒1次，现伴有咽痛、咽干等症，夜间癫痫发作1次。遂于前方中改桂枝、生姜各6g，党参改为太子参25g，加银花、连翘、板蓝根各10g。20剂。

四诊：因该学生面临高考，病情稳定（癫痫虽每月仍然发作1次，但症状轻微），且记忆力明显增强，精力充沛，已取得显著疗效，故于前方基础上，更加天麻、钩藤、全蝎息风止痉，嘱其坚持继续服用，冀收全功。（摘自《山西省优秀中医临床人才项目研修班培训讲义（二）》，山西省卫生厅中医管理局主办，2009年9月）

附录二 乔模教授发表学术论文题目一览

[1] 乔模，乔欣.《金匮要略》运用六经辨证论治杂病探讨 [J]. 山西中医，2011，27（12）：1-3.

[2] 乔模，赵惠萍.《金匮要略》从化学说研究 [J]. 山西中医，2010，26（8）：1-4.

[3] 乔模，王笈，闫丽萍，李俊莲，马彦平.清热抗感冲剂对大鼠分泌型 SIgA 水平的影响 [J]. 中成药，2007（11）：1695-1697.

[4] 乔模，王笈，闫丽萍，李俊莲，马彦平.清热抗感冲剂对大鼠 NK 细胞杀伤活性的影响 [J]. 中华中医药学刊，2007（5）：929-931.

[5] 闫丽萍，王欢，乔模，王笈，金晓飞.抗感冲剂对小鼠 T 淋巴细胞免疫功能的影响 [J]. 中成药，2006（12）：1829-1830.

[6] 乔模，崔永丽."燮理寒热，化湿运脾"法临床应用体会 [J]. 山西中医学院学报，2006（5）：27-28.

[7] 王笈，乔模，李俊莲，闫丽萍，梁葆朱.清热抗感冲剂体外抗病毒作用的实验研究 [J]. 中成药，2006（9）：1373-1374.

[8] 乔模，王笈，闫丽萍，马彦平，王欢.清热抗感冲剂对小鼠免疫功能影响的实验研究 [J]. 山西中医，2006（3）：54-56.

[9] 王笈，李俊莲，乔模，陈筱云，梁葆朱，杨占秋，孙慧.清热抗感冲剂及其含药血清体外抑制腺病毒（ADV3）作用的实验研究 [J]. 中医药学刊，2006（3）：458-460.

[10] 王欢，乔模.清热抗感冲剂对免疫功能影响的实验研究 [J]. 上海中医药大学学报，2005（4）：42-44.

[11] 乔模，王笈，李俊莲，陈筱云，闫丽萍，梁葆朱.清热抗感冲剂及其含药血清体外抑制呼吸道合胞病毒作用的实验研究 [J]. 中国中医药信息杂志，2005（10）：21-22.

[12] 王笈，乔模，闫丽萍，马彦平，王欢.清热抗感冲剂对小鼠 IL-2 水平影响的实验研究 [J]. 中医药学刊，2005（10）：1796-1797.

[13] 陈筱云，乔模，王笈，闫丽萍.清热解毒、宣降蕴热法治疗外感风热证的临床观察 [J]. 中华中医药杂志，2005（7）：417-418.

[14] 乔模，王笈，陈筱云，闫丽萍，李俊莲.清热抗感冲剂治疗上呼吸道感染（风热证）的临床研究 [J].中医药学刊，2005（10）：1802-1803.

[15] 乔模，王笈.《金匮要略》理论精髓再认识 [J]. 山西中医学院学报，2005（3）：1-3.

[16] 王欢，乔模. 经典方剂加味治疗慢性萎缩性胃炎 [J]. 山西中医学院学报，2005（3）：24-26.

[17] 王笈，乔模. 内外调和，邪不能害——中医"辨证施防"预防"传染性非典型肺炎"用药思路探讨 [J].山西中医学院学报，2003（3）：55-57.

[18] 闫丽萍，乔模，王笈，王永辉.清热抗感冲剂退热及抗炎作用的实验研究 [J]. 山西中医学院学报，2002（2）：21-23.

[19] 乔模.医苑勤耕耘技业必求真 [J]. 山西中医，2001（1）：47-49.

[20] 乔模.关于提高中医临床疗效的思考 [J]. 山西中医学院学报，2001，2（3）：24-26.

［21］乔模，王笈. 经典方剂治疗慢性萎缩性胃炎的体会［J］. 山西中医学院学报，2000（1）：50-51.

［22］王笈，乔模. 中医临床基础学科人才培养模式刍议［J］. 山西中医学院学报，2000（3）：58-61.

［23］王笈，乔模. 搞好中医经典课程临床教学的思考［J］. 中医教育，1997（1）：26-27.

［24］乔模，王笈. 慢性萎缩性胃炎的治疗体会［J］. 中医药研究，1995（2）：36-38.

［25］乔模，王笈. 从《金匮》药物统计试论仲景论病特点［J］. 中医药研究，1994（2）：6-7.

［26］王笈，乔模. 《温病学》教材特点与教学原则探讨［J］. 中医教育，1994（1）：20-21.

［27］乔模. 试论《金匮》外邪致病观［J］. 中医杂志，1993（5）：313-314.

［28］乔模，王笈. 升降散治疗疑难急症体会［J］. 中国医药学报，1992（2）：42-44.

［29］王笈，乔模. 吴鞠通产后病学术思想探析［J］. 中医药研究，1990（1）：43-44.

［30］乔模，吴晋英. 腹满寒疝证治概要［J］. 山西中医，1988（5）：56-57.

［31］乔模，吴晋英. 咳嗽上气证治浅析［J］. 山西中医，1988（3）：54-56.

［32］乔模，吴晋英. 百合病证治浅述［J］. 山西中医，1988（1）：53-55.

［33］乔模，陈乃宏，王笈. 《金匮要略》体质学说探幽［J］. 山西中医，1987（6）：4-6.

［34］乔模，高建国. 浅论黄疸证治［J］. 山西中医，1987（5）：53-55.

［35］乔模，徐建平. 《金匮》痰饮病证治浅述［J］. 山西中医，1987（3）：52-53，14.

［36］乔模，马建国. 《伤寒论》小柴胡汤"和"法探析［J］. 山西中医，1987（2）：13-14.

［37］乔模，筱鑫. 胸痹心痛证治浅述［J］. 山西中医，1987（1）：51-54.

［38］乔模，吴晋英. 湿痹证治浅述［J］. 山西中医，1986，2（5）：51-53.

［39］乔模，李月英. 《金匮》虚劳证治浅述［J］. 山西中医，1986（3）：47-49.

［40］乔模，马丽红. 《金匮要略》生姜应用规律管窥［J］. 山西中医，1986（1）：5-7.

［41］乔模. 浅谈学习《金匮要略》的方法［J］. 山西中医，1985（1）：60-62.

附录三　乔模教授编写书目一览

1.《金匮要略百题解》，主编，本书概括《金匮要略》内容，设题100道，并予以详细解答。书后附140余个《金匮要略》疑难词语的解释。山西人民出版社，1985.08，ISBN：14088.150。

2.《内科名方》，主编，本书主要介绍中医教材中的内科传统名方，这些名方均属中医生必须掌握的方剂。把众多方剂编成语言幽默、妙趣横生的小故事或歌诀，十分方便记忆。并广泛采集近代医家运用同一方剂治疗多种疾病的经验等。山西科学技术出版社，2002.01，ISBN：7-5377-1915-2。

3.《外科名方》，主编，本书主要介绍中医教材中的外科传统名方，这些名方均属中医生必须掌握的方剂。本书将外科常用方剂编撰成歌诀，以利于背诵；逐方收载妙趣横生的趣味记忆方法，使之便于记忆。山西科学技术出版社，2002. 01. ISBN：7-5377-1916-0。

4.《妇科名方》，主编，本书主要介绍中医教材中的妇科传统名方，这些名方均属中医生必须掌握的方剂。本书介绍了乌鸡白凤丸、艾附暖宫汤、寿胎丸、两地汤、保产无忧散等近百首妇科名方的记忆方法、功效作用以及治疗不孕症、崩漏、乳腺疾病等多种妇科病的临床经验。山西科学技术出版社，2002.01，ISBN：7-5377-1917-9。

5.《儿科名方》，主编，本书主要介绍中医教材中的儿科传统名方，这些名方均属中医生必须掌握的方剂。本书收录了三仁汤、小青龙汤、小柴胡汤、六味地黄汤、乌梅丸、清营汤、痛泻要方等60余种儿科验方。山西科学技术出版社，2002.01，ISBN：7-5377-1918-7。

6.《伤寒论选背》，主编，本书对《伤寒论》中共九章内容的必背条文进行了汇总，对条文进行了简要分析，方便学习。山西科学技术出版社，2002.11，ISBN：978-5377-2043-4。

7.《金匮要略选背》，主编，本书对《金匮要略》各篇条文的顺序进行了归类，采取以病为纲，以证为目的方法，围绕病因、病机、主症、治则、方剂进行讲解，并在每篇之末以列表形式做了小结，撷其精髓，简明扼要，使文章内容一目了然。方便学习，服务临床。山西科学技术出版社，2002.11，ISBN：978-5377-2044-1。

8.《中药歌诀》，主编，本书以歌诀的形式收录了明代龚廷贤的"药性歌括四百味"，元代李东垣的"药性赋"，清代袁凤鸣的"药性三字经"，以及十八反、十九畏、妊娠用药禁忌。山西科学技术出版社，2003.01，ISBN：7-5377-2046-0。

9.《四诊歌诀》，主编，本书以歌诀的形式汇集了清代吴谦等人的四诊心法要诀、明代张景岳的《十问歌》、明代李时珍的《濒湖脉学》，以及清代陈修园的《医学三字经》。山西科学技术出版社，2003.01，ISBN：7-5377-2047-9。

10.《汤头歌诀》，主编，本书以歌诀形式汇集了补益之剂等299首方剂的歌诀、功效、主治与注释，方便记忆和临床应用。山西科学技术出版社，2003.01，ISBN：7-5377-2049-5。

11.《针灸歌诀》，主编，本书涵盖了经络总论、腧穴总论、经络腧穴各论等内容，同时收录了腧穴、子午流注、灵龟八法、刺灸、禁忌、治疗等相关歌诀。山西科学技术出版社，2003.01，ISBN：7-5377-2048-7。

12.《现代名中医内科绝技》，主编，本书介绍了百余名现代名中医在治疗内科疾病方面辨证、立法、用药经验。科学技术文献出版社，1993.07，ISBN：7-5023-2130-6/R·361。

13.《现代名中医内科绝技（修订版）》，主编，本书将现代名老中医在治疗内科疾病方面辨证、立法、用药经验，亦即治病绝技汇集成册，共有百余名现代名医如董建华、方药中等的屡试屡验、深受海内外同道称赞的内科治病绝技，按名医治病经验为目分列章节整理，希冀昭示于世，既可济世活人，又使名医绝技得以继承弘扬。科学技术文献出版社，2003.06，ISBN：7-5023-2130-6。

14.《现代名中医妇科绝技》，主编，本书介绍 126 位当代名医行之有效的绝技妙法。科学技术文献出版社，1993.07，ISBN：7-5023-2131-4。

15.《现代名中医儿科绝技》，主编，本书收集了百余名现代名医的儿科治病绝技，积 20 余年之勤求精神，搜集当代名医行之有效之治法方剂，加工探讨，标新立奇，辑成此书，以卓越的成果公布于世。其中包括孙谨臣先生用泻心汤治疗小儿疑难疾病、刘弼臣的小儿肺炎治疗三要素等。科学技术文献出版社，1993.07，ISBN：7-5023-2132-2。

16.《中医误诊误治》，主编，中医医案医话、临床笔记更多见的是记录成功经验多，而误诊反省、总结失败教训少，有鉴于此，本书总结以往的经验，吸取前人的教训，将误诊误治的资料汇集成册，付梓于世，冀以供初涉临床者摩习，无隐无讳地记述前车之辙，以为后车之鉴，无疑是很有意义的。科学技术文献出版社重庆分社，1989.10，ISBN：7-5023-0376-6。

17.《胃病防治和食疗 100 法》，主编，作者结合自己多年的临床及教学经验，采用问答的形式，由浅入深地阐述了胃病的基本知识，重点介绍了胃病的发病原因、诊断方法、治疗手段、饮食调养、预防措施等。全书系统全面、通俗易懂，具有较强的知识性、科学性、实用性，适合一般家庭读者阅读。中国医药科技出版社，1995.05，ISBN：7-5067-1257-1。

18.《名方治疗疑难疾病》，主编，本书作者在广博涉猎古今医著及名医临证的基础上，收集了丰富的医学资料，举出古今名方 45 首，治疗百余种疑难疾病的临床验案，分方名、综述、病案举例、按语等部分论述，借以启迪医务者的治病思路，提高临床疗效，减轻患者痛苦。是一部较好的普及性临床参考书。中国中医药出版社，1993.02，ISBN：7-80089-150-X。

19.《名方治疗疑难杂病》，主编，本书着重收集、介绍了中外著名中医董建华、刘渡舟、邓铁涛、岳美中、张伯臾、印会河、蒲辅周、路志正、焦树德、矢数道明等中外著名中医运用 41 首名方治疗 100 余种疑难杂病的经验，希冀能推广运用名方治疗疑难杂病的经验，弘扬中医学术，振兴祖国医学。山西科学教育出版社，1992.08，ISBN：7-5377-0446-5。

20.《金匮要略教程》，主编，本书为高等医学院校选用教材，供成人教育中医药专业、中西医结合专业使用。系统介绍了《金匮要略》的理论体系和主要学术思想。科学出版社，2001.08，ISBN：7-03-009017-9。

21.《金匮要略选读》，主编，本书分"考试大纲""应试指南""习题"三部分。分别论述考核知识点、应试者备考的依据以及对考试大纲所规定的考核知识点的细化和讲解等。人民卫生出版社，2006.08，ISBN：7-117-07684-4。

22.《金匮要略》，主编，本书以《全国中医本科自考大纲》、中医统编教材为依据，共 23 章，每章分为自学要求、自学内容、自学辅导、练习题及答案等。山西科学技术出版社，2000.01，ISBN：7-5377-1663-3/R·638。

23.《不用服药治儿病》，主编，本书根据临床经验，结合古代资料及大量的、真实可靠的民间疗法整理编著，分为两章：首章概说，详述外贴法内容、概念、种类、用药原则、功用与适应证及注意事项；次章介绍外贴疗法，涉及儿科多种疾病的治疗。希望出版社，1990.08，ISBN：7-5379-0628-9。

24.《百病外贴疗法》，主编，本书根据临床经验，结合古代资料及大量的、真实可靠的民间疗法整理编著，分为两章：首章概说，详述外贴法内容、概念、种类、用药原则、功用与适应证及注意事项；次章介绍外贴疗法，涉及内、妇、儿、外、皮肤、五官、骨伤诸科 93 种病证。山西科学技术出版社，1995.01，ISBN：7-5377-0927-0/R·378。

25.《新编家庭卫生顾问》，主编，本书针对 20 世纪 90 年代以来，社会物质生活与精神生活发生的新变化而给人们身心健康带来的新问题，为每个家庭提供了健康与医疗咨询。为家庭成员在衣、食、住、行、生、老、病、用诸方面提供科学的医学卫生知识。内容新颖、通俗易懂、切于实用，帮助每个家庭。中国医药科技出版社，1992.09，ISBN：7-5067-0686-5/R·0612。

26.《金匮要略案例版》，主审，全国高等中医药院校教材案例版，供五年制、七年制中医药学各专业使用。本书共分 23 篇，归纳整理了《金匮要略》杂病辨治的思维模式、思维原则、思维方法等。全书分典型病案、辨治思路解析、讨论、参考医案四个部分。科学出版社，2007.04，ISBN：978-7-03-018699-7。

27.《中医急症学》，主审，因中医急症学术发展缓慢，诊治急症工作，尚属整个中医药事业中的一个较为薄弱的环节。本书以中医药学理论为指导，研究急症的基本理论和临床实践，体现中医特色，使其有长足的发展，加速前进，形成一门具有中医特色而又联系多学科的新的交叉学科。中国中医药出版社，1995.12，ISBN：7-80080-492-4。

28.《中医学问答题库·金匮要略分册》，副主编，本书将《金匮要略》内容以问答形式分 23 章进行了编著，共计 617 题。便于学生学习和临床医师运用。山西科学技术出版社，1994.10，ISBN：7-5377-1032-5/R·398。

29.《中医学多选题库·金匮要略分册》，副主编，本书按照五版教材对《金匮要略》内容以多选题形式进行编写，共计 1264 题，便于学生学习和重点记忆。山西科学技术出版社，1986.04，ISBN：7-5377-0479-1/R·21186。

30.《常用金匮要略方剂临床应用》，副主编，本书以有《金匮要略》理、法、方、药内容的条文为纲，以临床应用思路、临床应用举例为目，着重理论结合临床实践，帮助读者提高运用《金匮要略》理、法、方、药的水平。全书按《金匮要略方论》顺序，选择了一至二十二篇，共 161 首常用《金匮要略》方剂，选取有关条文，从临床应用思路、临床应用举例方面进行论述。人民卫生出版社，2011.06，ISBN：978-7-117-14256-4。

31.《金匮要略教与学》，副主编，全国中医高等院校 21 世纪课程教材配套教材，供中医类专业用。本书各篇的名称和顺序按原书不变。包括学习要点、大纲和背诵原文、内容理解、临床应用和复习思考题。人民卫生出版社，2006.08，ISBN：7-117-07702-6。

32.《金匮要略讲义》，副主编，21 世纪课程教材，全国高等医药教材建设研究会规划教材，供中医类专业用。本书为全国高等中医药院校中医类专业教材之一。本书按病种进行论述，条文按病因、病机、辨证、治法、证治或辨证论治、治疗禁忌、预后等归类。人民卫生出版社，2003.01，ISBN：7-117-05308-9。

33.《金匮要略讲义》，副主编，本书以宋代林亿等诠次，明代赵开美校刻的《金匮要略方论》为蓝本编写。学苑出版社，1995，ISBN：7-5077-0946-9。